AF474414

DU LAIT

ET

DE L'ALLAITEMENT

PAR

Charles MARCHAND,

Pharmacien de 1re classe,

Ex-interne en Pharmacie des hôpitaux de Paris,

Membre de la Société d'émulation pour les sciences pharmaceutiques.

PARIS

LIBRAIRIE J.-B. BAILLIÈRE ET FILS,

19, rue Hautefeuille, près le boulevard Saint-Germain.

1874

DU LAIT

ET

DE L'ALLAITEMENT

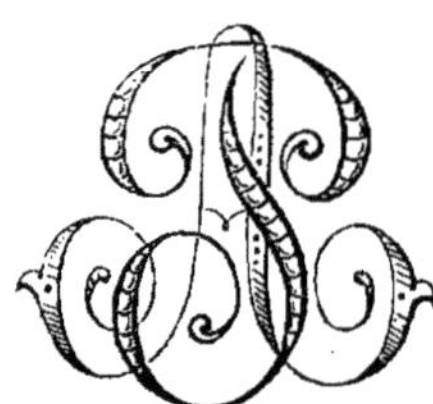

A. Parent, imprimeur de la Faculté de Médecine, rue Mr-le-Prince, 33

DU LAIT

ET

DE L'ALLAITEMENT

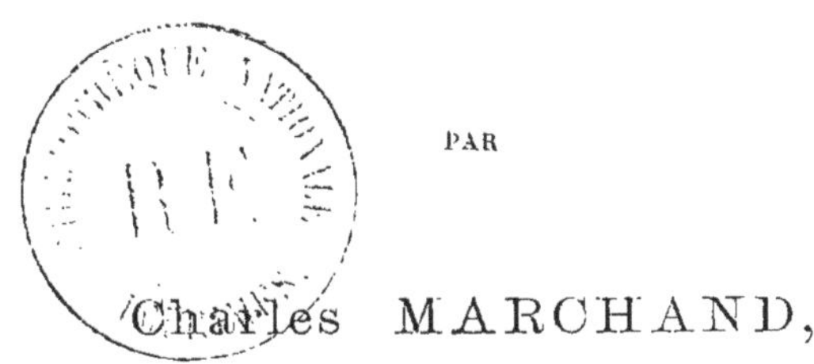

PAR

Charles MARCHAND,

Pharmacien de 1re classe,

Ex-interne en Pharmacie des hôpitaux de Paris,

Membre de la Société d'émulation pour les sciences pharmaceutiques.

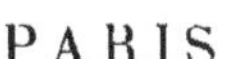

PARIS

LIBRAIRIE J.-B. BAILLIÈRE ET FILS,

19, rue Hautefeuille, près le boulevard Saint-Germain.

1874

INTRODUCTION.

La thèse que j'ai l'honneur de présenter aujourd'hui, à mes juges de l'École de pharmacie, a pour titre : « *Du lait et de l'allaitement.* » Le sujet est très-vaste et a déjà été traité par les savants les plus distingués, les chimistes les plus illustres ; aussi ne me suis-je proposé que de résumer tous les travaux faits jusqu'à ce jour, en cherchant à élucider, par des expériences personnelles, quelques points douteux.

J'ai divisé mon travail en deux parties :

Première partie. — Étude générale du lait, comprenant : 1° l'historique ; 2° les propriétés physiques et organoleptiques ; 3° l'examen microscopique ; 4° l'étude chimique, en insistant principalement sur le beurre, la lactine et les matières protéiques ; 5° l'énumération des principaux procédés d'analyses employés jusqu'à ce jour ; 6° enfin, la description du procédé d'analyse suivi dans ce travail.

Seconde partie. — Après avoir donné quelques notions physiologiques, j'étudie les diverses espèces d'allaitement : 1° l'allaitement maternel, le meilleur de tous ; 2° l'allaitement étranger, en insistant sur les diverses influences modificatrices du lait ; 3° l'allaitement artificiel, en indiquant les modifications qu'il faut faire subir au lait de vache pour le rendre parfaitement digestible pour l'enfant. En même temps que je fais voir que les liquides tels que les eaux de riz, de gruau, etc., que l'on donne aux nouveau-nés, sont plus nuisibles qu'utiles ; 4° l'allaitement animal ; 5° l'allaitement mixte. Je parle ensuite des laits médicamenteux, du lait comme médicament, ainsi que de son emploi en toxicologie. Je continue par des observations relatives au lait artificiel de Liebig. Enfin, dans un dernier chapitre suivi d'un résumé général, j'expose les procédés à suivre pour opérer l'examen rapide du lait et la constatation de sa valeur.

Comme on le voit, le sujet est vaste, et demanderait, pour être traité plus complètement et plus scientifiquement, des connaissances nombreuses que je ne possède pas.

Je m'estimerai heureux cependant si ce travail incomplet reçoit, de la part de mes juges, une bienveillante approbation.

Qu'il me soit permis de remercier ici M. Baudrimont, pharmacien en chef de l'hôpital Sainte-Eugénie, professeur à l'École de pharmacie, des savants conseils qu'il m'a donnés, et de la sympathie qu'il m'a toujours témoignée pendant la durée de l'internat que j'ai passé sous sa direction à l'hôpital Sainte-Eugénie ; je remercie, particulièrement aussi, MM. Bouis, Planchon et Lucien Patrouillard, de leur bienveillance à mon égard.

DU LAIT ET DE L'ALLAITEMENT

Le lait est le produit sécrété par les glandes mammaires. Il doit être considéré comme l'émulsion d'un corps gras, le beurre, dans une solution aqueuse de lactine ou lactose chargée de quelques autres principes fixes.

M. le Dr Robin classe ce produit parmi les humeurs récrémentitielles transitoires ou de génération; tels sont encore l'ovarine et le sperme.

Il définit ces diverses humeurs : « des liquides réabsorbables en totalité, et dont la résorption ne peut se faire que dans certaines circonstances.

Le lait n'est pas sécrété seulement par les femelles des mammifères. Ce sont elles cependant qui ont reçu la mission spéciale de le produire, mais les mâles le donnent quelque fois aussi : il constitue alors une sécrétion anormale.

Dans le *Journal de Verdun*, en 1771, il est question d'un vigneron des environs de Reims, du nom de Martineau, qui en donnait des quantités appréciables.

Humboldt cite, dans son voyage aux régions équinoxiales du nouveau continent, un laboureur qui nourrissait son fils de son propre lait.

Le Dr Schmetren, de Helbronn, a eu l'occasion d'observer en 1837, une sécrétion laiteuse dans les mamelles d'un jeune soldat de 22 ans.

En 1845, le Dr Auzias-Turenne a pu constater la présence du lait dans les seins, très-volumineux, d'un jeune étudiant arabe Zuchari Effendi ; par une légère pression, le liquide émulsif jaillissait abondamment.

Voilà des exemples bien authentiques de sécrétion du lait par les hommes. On en connaît d'autres non moins bien constatés par les mâles de différentes espèces :

Le premier exemple de sécrétion anormale se trouve consigné dans l'histoire naturelle d'Aristote (Hist. nat., liv. III, § 16).

Blumenbach a cité, dans son *Vergleichende Anatomie* (p. 504, édit. 1805), un bouc lactifère que l'on voyait au commencement de ce siècle dans le Hanovre.

Un autre bouc a été observé en 1844 près de Giessen (*Muller's Archiv*, p. 438, 1844).

En 1845, Geoffroy-Saint-Hilaire a présenté à l'Académie des sciences un mémoire sur un bouc lactifère qui existait au Jardin des plantes (Compte-rendu, 1845).

MM. Filhol et Joly ont eu l'occasion de citer aussi, dans leur important mémoire, des béliers, des taureaux, des chiens et des chats qui ont donné du lait.

Ainsi, il est hors de doute que les femelles des mammifères n'ont pas seules le privilége de produire un liquide émulsif; mais, malgré l'exemple cité par de Humboldt, elles ont seules, d'après les lois de la nature, le devoir de le produire et de le donner en quantité suffisante à leurs petits, pour subvenir aux exigences de leur entretien et de leur développement.

C'est donc du lait normalement sécrété que je vais m'occuper dans les pages suivantes.

L'analyse chimique a permis de constater qu'il renferme les éléments indiqués ci-après:

Oléine, butyrine, caproïne, capryline, capréine, myristicine, palmitine, stéarine, butine, lecithine, ou matière grasse phosphorée (la réunion de ces matières constitue le beurre).

Matières albuminoïdes, caséum en suspension, caséum en dissolution, albuminose (ces matières ont été considérées comme un corps unique désigné sous le nom de caséum).

Lactine (sucre de lait).

Chaux, magnésie, potasse, fer, manganèse, soude (à l'état de phosphates).

Sodium, potassium (à l'état de chlorures).

Soude (combinée soit avec le caséum, soit avec quelque acide organique).

Potasse, ammoniaque (à l'état de sels).

Des silicates, des fluorures, du soufre, de l'iode, de l'urée, de l'eau.

Il résulte de l'inspection de ce tableau tiré d'une conférence de M. le professeur Bouchardat sur l'*emploi du lait comme aliment*, *et sur ses falsifications* que le lait est un composé des plus complexes.

On conçoit qu'il doit en être ainsi lorsque l'on songe que, destiné pour un certain temps à servir de nourriture unique au nouveau-né, il ne peut produire les effets que l'on en attend qu'autant qu'il renferme tous les éléments nécessaires au développement de ce petit être. Il contient donc tous les principes organiques et inorganiques qui, dans les phases consécutives de la digestion, sont susceptibles de se transformer, sous l'influence de lois bien déterminées, en ces matériaux si nombreux et si variés qui constituent notre corps lui-même.

HISTORIQUE.

En raison des services qu'il nous rend, un très-grand nombre d'auteurs anciens et modernes se sont occupés du lait ; mais c'est principalement depuis la publication du livre classique de Parmentier et Deyeux, que les savants, et particulièrement les chimistes, se sont livrés à une étude scientifique approfondie des divers éléments qui entrent dans sa composition.

Dans la partie historique et bibliographique de leur mémoire, couronné par l'Académie de médecine de Belgique et publié dans le recueil consacré aux travaux des savants étrangers (t. III, p. 1, 1855), MM. Filhol et Joly ont exposé avec quelques détails tous les résultats obtenus par leurs devanciers. Je me bornerai donc ici à renvoyer à l'important travail des savants Toulousiens ceux qui voudraient relire toute cette partie historique de la question, me réservant de donner moi-même, à la fin de cette thèse, un bulletin bibliographique.

PROPRIÉTÉS PHYSIQUES ET ORGANOLEPTIQUES.

Couleur. — C'est un liquide ordinairement blanc. Cette blancheur est due à l'état de division extrême du beurre et aussi, d'après Millon et Commaille, à la caséine insoluble qu'il contient toujours en petite quantité.

Cependant l'on rencontre quelquefois des laits bleus et des laits roses, mais ce n'est que dans des circonstances spéciales, où la teinte normale du produit sécrété par les mamelles se trouve modifiée par la présence de matières qui lui sont normalement étrangères.

On donne, dans le pays de Caux, le nom de *lait bleu* au lait qui, étant abandonné à la coagulation spontanée, se recouvre de taches bleues, quelquefois assez nombreuses pour envahir complètement toute la surface de la crème rassemblée sur le magma blanc.

Diverses opinions ont été émises sur les causes capables de produire cette singulière altération, qui fait souvent la désolation des fermières adonnées à la production du beurre.

Pour mon père, cette altération serait due à l'une des trois causes suivantes :

1° A la malpropreté de la laiterie et des vases ;

2° A une nourriture trop substantielle ;

3° A la pauvreté en principes calcaires du sol sur lequel les vaches sont entretenues au paturage.

Cette dernière cause est très-active, et il suffit souvent, pour y porter remède, d'administrer aux vaches, pendant une huitaine de jours, 50 gr. environ de carbonate de chaux par jour.

Suivant Bremer, Filhol et Joly, la nourriture en serait la cause principale. Ainsi le sainfoin, l'anchusa officinalis, l'equisetum arvense, etc., communiquent au lait la faculté de prendre cette couleur, toutefois sous l'influence du contact de l'air. Mais Germain, ancien pharmacien à Fécamp, qui s'est pendant de longues années livré à l'étude de cette question, a démontré que ni l'une ni l'autre des plantes qui viennent d'être citées, ni *aucune* de celles que l'on trouve dans les champs livrés à la pâture, n'est capable de communiquer à la crème la couleur bleue dont nous nous préoccupons en ce moment.

M. Mathieu attribue cette altération à une maladie des vaches. Cette opinion est en concordance avec celle qui attribue le développement de la cyanite (c'est le nom proposé par Germain pour désigner la maladie) à un appauvrissement du fourrage en principes calcaires. Cet appauvrissement se fait sentir d'une façon très-appréciable sur la constitution du lait bleuissant; car, si la proportion de chaux contenue à l'état de principe cinéraire dans un litre de lait normal de vache du pays de Caux s'élève à 1 gr. 864, je l'ai vue s'abaisser à 1 gr. 104 dans le lait bleu. En dehors de cette circonstance, la composition chimique de ce lait ne présentait rien d'anormal.

Quant à la nature de ces taches, Hermstaedt pense qu'elles sont de nature analogue à l'indigo! Cette opinion ne me paraît pas fondée, mais cependant je dois dire que l'on admet dans nos campagnes de la Seine-Inférieure que l'indigo, administré aux vaches laitières, passe dans le produit sécrété par leurs mamelles.

Cette manière de voir est confirmée par une observation due à Landerer, qui a vu se colorer en bleu le lait d'une femme épileptique que l'on avait soumise à l'ingestion de l'indigo.

Alors, si j'en juge d'après un échantillon de lait que j'ai eu l'occasion d'examiner, et qui pouvait bien avoir été élaboré sous l'influence de l'agent tinctorial, celui-ci, en passant dans le lait, n'altère par sa couleur tant que le liquide n'a pas subi l'influence de l'air ; mais, lorsqu'il l'a ressentie et que sa coagulation spontanée s'est accomplie, le sérum prend la teinte bleue, qui devient très-appréciable au contact du caillé blanc qui nage dans son sein. Il résulte donc de ceci que, si l'indigo passe dans le lait, ce n'est qu'après avoir subi la réduction qui le ramène à l'état incolore. Dans tous les cas, le lait coloré par l'indigo ne saurait être confondu avec celui qui doit son nom de lait bleu aux taches de cette couleur dont sa crème se recouvre durant son séjour dans les vases de la laiterie. Suivant Germain et Bailleul, les taches sont dues au développement d'un byssus. D'autres auteurs admettent qu'elles ne sont que le résultat de l'agglomération des filaments et des amas de spores d'algues du genre leptomitus ou d'un genre voisin.

Ces dernières opinions me paraissent les plus vraisemblables, car j'ai eu plusieurs fois l'occasion d'observer ces taches en question dans nos campagnes du pays de Caux, et j'ai acquis la certitude qu'elles sont dues au développement de moisissures bleues, dont la détermination ne me paraît pas encore avoir été convenablement faite.

Suivant Fuchs, on trouve dans le lait ainsi altéré des vibrions (V. xanthogenus et V. cyanogenus).

L'existence du *lait rose* a été signalée pour la première fois en 1770 par Viger dans sa lettre « sur une couleur rose éclatante que prenait au bout de quelque temps le lait d'une accouchée. »

M. Lepage, pharmacien à Gisors, en 1847, a eu l'occasion d'observer un lait rose, qui était coloré par du sang. Moi-même, au mois de novembre dernier, j'ai eu l'occasion de faire une remarque semblable. Toutefois, ces laits colorés par le sang diffèrent de celui observé par Viger, qui ne prenait sa couleur qu'au bout de quelque temps. Sous ce rapport, voici une observation intéressante, mais malheureusement très-incomplète.

Il y a une dizaine d'années, M. Michaud, pharmacien au Havre, eut l'occasion de présenter à mon père un échantillon de lait rose qui venait de lui être remis par un boulanger son voisin. Ce lait était coagulé, et le magma était blanc, mais la crème qui le recouvrait possédait une coloration rouge — rouge Solferino — des plus brillantes. La couleur apparaissait plus intense dans certaines parties et s'infiltrait au travers de la couche graisseuse sans s'étendre dans le caséum. Mon père ne put se livrer à aucune observation précise sur ce singulier lait, dont la couleur était disparue le lendemain; mais, en tenant compte de son lieu d'origine, il a conçu la pensée que la manifestation du phénomène pouvait bien être due au développement de l'*oïdium aurantiacum*, que l'on voit apparaître dans certaines années sur le pain trop chargé d'eau.

Je ne consigne ici cette observation que pour constater le développement anormal d'une belle et brillante nuance carminée sur la crème d'un lait de vache, et sur la probabilité de la cause efficiente de son apparition.

La crème du lait, ou plutôt le beurre dont elle est formée, possède une couleur jaune, ou bien est incolore, selon l'espèce animale d'où l'échantillon provient. Le beurre de chèvre est toujours blanc; celui de vache peut être blanc quand la bête est nourrie aux betteraves et aux fourrages secs; il est coloré en jaune plus ou moins foncé pendant la saison des pâturages; et chose digne d'être remarquée, c'est que cette couleur normale du beurre contenu dans le lait de vache, normal lui-même, devient appréciable dans les essais lactobutyrométriques, comme l'a constaté M. Commaille après mon père, tandis que la plupart des autres laits ne donnent lieu dans cet instrument à la séparation d'aucune matière grasse colorée.

Odeur. — Elle est ordinairement analogue à celle de l'animal qui a fourni le lait. Cependant elle se modifie quelquefois, dans des circonstances particulières, ainsi que Parmentier et Deyeux l'ont constaté : ces observateurs ont vu certaines plantes de la famille des crucifères, transmettre leur arome alliacé au fluide sécrété par les mamelles, tandis que d'autres végétaux odorants restent sans action sur lui. MM. Millon et Commaille ont démontré que cette matière odorante du lait était facilement isolée par le sulfure de carbone.

Saveur. — Au sortir du pis, le lait possède une saveur douce et sucrée, et il doit à cette qualité d'être l'un des breuvages les plus agréables. Cette saveur douce est d'autant plus prononcée que le liquide est plus riche en lactine, car c'est cette sorte de sucre qui la lui communique, et elle est particulièrement remarquable dans le lait de femme.

La saveur du lait peut être modifiée par la nature des aliments que les animaux consomment ; c'est ainsi que les vaches donnent un produit dans lequel l'on reconnaît facilement la saveur de l'absinthe, de la chicorée, des feuilles d'artichaux, lorsque ces végétaux entrent dans la composition de leurs rations. Le lait de vaches nourries au trèfle incarnat n'est point agréable.

Densité. — Elle est variable avec les diverses espèces productrices de lait, et même avec chaque animal appartenant à une espèce déterminée ; ainsi, par exemple, Quevenne, après avoir examiné 103 échantillons de lait de vache, a trouvé qu'à la température de 15°, elle oscille pour cette sorte de lait, entre 1028,8 et 1036,6. Mon père, après avoir examiné plus de 300 types, a trouvé que la densité moyenne du lait fourni par les vaches du pays de Caux, est égale à 1031,9, et dans son mémoire sur la production et la composition du lait sécrété par les vaches normandes pures ou alliées aux Durhams, il l'a vue osciller entre 1037,5 et 1027,1. Mais ce dernier chiffre nécessite une explication qui a, ce me semble, son importance. L'échantillon examiné contenait par litre 83 gr. 06 de beurre ; la moyenne offerte par les vaches entretenues dans le pays de Caux n'est que de 38 gr. 40. (Etude statistique, économique et chimique sur l'agriculture du pays de Caux, par Eug. Marchand, p. 244.).

Or la densité du lait est influencée tout à la fois, mais dans des sens inverses, par la nature et la quantité des substances tenues en dissolution ou en suspension : les matières dissoutes l'augmentent ; les matières émulsionnées, n'étant habituellement constituées que par la crème, l'affaiblissent.

Il résulte de ceci, qu'à richesse égale en tous les autres éléments, les laits les plus chargés de crème offrent la densité la plus faible, tandis que le contraire a lieu pour ceux qui sont pauvres en matières grasses. J'aurai plus loin l'occasion de revenir sur ce fait important à un double point de vue : celui de la détermination rapide de la composition du lait, et celui de la vérification de ce liquide livré à la consommation publique.

Voici quelques chiffres de densité de lait avec les noms des observateurs :

Lait d'ânesse...	1023 à 1035.5	Luiscius et Bondt.
—	1029	Filhol et Joly.
—	1030 à 1035	Peligot.
—	1032 à 1035	Quévenne.
Lait de brebis ..	1035 à 1041	Luiscius et Bondt.
—	1036	Chevallier et Henry.
—	1036.3 à 1037.7	Eugène Marchand.
—	1040	Brisson.
Lait de chèvre..	1030	Filhol et Joly.
—	1030.6 à 1033.8	Charles Marchand.
—	1034.1	Brisson.
—	1036	Chevallier et Henry.
Lait de chienne.	1040	Filhol et Joly.
Lait de femme..	1020 à 1025	Chevallier et Henry.
—	1028 à 1032	Filhol et Joly.
—	1028 à 1034	Simon.
—	1030 à 1034	Lehmann.
—	1032	Quévenne.
—	1032.3 à 1034	Charles Marchand.
Lait de jument..	1028 à 1032	Filhol et Joly.
—	1032.4 à 1038.6	Charles Marchand.
—	1034.6	Brisson.

Lait de vache...	v. ci-dessus.	Quévenne et E. Marchand
—	1029 à 1034	Schubler.
—	1032	Brisson, Filhol et Joly.
Lait de truie....	1044	Filhol et Joly.

Examen microscopique. — Il a été entrepris pour la première fois en 1695 par Leeuwenhoek. Il fait voir qu'à l'état normal le lait se présente sous forme d'un liquide transparent, légèrement opalin, tenant en suspension des globules de 1/100e à 1/500e de millimètre de diamètre.

Ces globules sont-ils organisés comme l'ont prétendu Mandt et Turpin? Ont-ils, comme l'assurent quelques observateurs, une enveloppe propre de caséine (Dumas, Henle, Mandt), ou bien enfin sont-ils mélangés d'albumine ou de caséine, comme le prétend Raspail?

La dernière question est résolue d'une façon certaine, car Quévenne, en particulier, a fait voir que le lait contient une petite quantité de caséum en suspension. Filhol et Joly ont confirmé cette observation de l'ancien pharmacien en chef de la Charité.

Quant à l'opinion de Turpin, qui assurait que « chaque globule de lait vit individuellement pour son propre compte, que sa vie est purement organique ou végétale, et qu'ils s'élèvent (des couches inférieures du liquide jusqu'à sa surface) comme corps organisés, pour satisfaire à un besoin d'air atmosphérique; » elle n'est pas admissible et est rejetée aujourd'hui par tous les hommes compétents.

Reste l'hypothèse des globules butyreux emprisonnés dans une enveloppe de caséum? Les plus grands efforts ont été faits par Quévenne pour résoudre cette question, et il est arrivé à cette conclusion, qui me paraît devoir être admise, que la matière grasse existe bien dans le lait normal à l'état de globules isolés libres, et non revêtus d'une enveloppe quelconque. C'est aussi l'avis de Donné, de Simon, de Filhol et Joly. Ces derniers observateurs n'ont point aperçu les restes des membranes indiquées, lorsqu'ils ont traité les globules par l'éther qui les dissout si bien ; et d'ailleurs, si cette membrane existait réellement, l'iode dissous dans l'alcool devrait lui donner une teinte jaunâtre en la rendant visible. Or l'expérience prouve qu'il n'en est rien.

Je dois faire remarquer cependant que mon père, lorsqu'il étudiait son lacto-butyromètre, a reconnu que l'éther ajouté au lait ne dissout facilement le beurre qu'autant que le liquide est rendu alcalin par l'addition d'une très-petite quantité de soude caustique.

Cette observation remet donc tout en question, ou plutôt vient à l'appui des opinions qui admettent que les globules sont formés de matières grasses emprisonnées dans une enveloppe ; et les travaux de MM. Gros, Donné, Moleschott, lui donnent une probabilité d'exactitude bien grande. Donné, ayant examiné au microscope des globules écrasés entre deux lames de verre, reconnut que la graisse était exprimée sous forme d'une gouttelette oblongue, et qu'il restait adhérent au verre, une capsule roulée sur elle-même ; l'exactitude de cette observation a été confirmée par Romanet et surtout Moleschott, qui, ayant précipité du lait au moyen de l'alcool, et traité le coagulum par l'acide acétique et l'éther, constata qu'il restait alors de petites vésicules capables de se remplir d'une solution éthérée de chlorophylle.

De son côté, le Dr Gros a constaté :

1° Les globules du lait sont formés de la matière

butyreuse renfermée dans des vésicules analogues à celles du vitellus.

2° La tunique vésiculaire, tant controversée, difficile à démontrer par les acides et les alcalis, se laisse teindre par l'iode après la réaction du chlore.

3° La plupart des vésicules du lait chaud renferment une petite quantité d'acide carbonique.

4° Les vésicules butyreuses se forment sur la paroi interne des utricules mammaires qui, dans la période de la lactation, se vésiculisent à la manière des ovaires, crèvent et versent leur contenu avec la granulation et les vésicules butyreuses dans les méats lactifères.

5° Les corps granuleux du colostrum ne sont autre chose que de petits utricules avec leurs vésicules internes.

D'après tout ce que je viens de dire, l'on voit qu'il est nécessaire de se livrer à de nouvelles recherches sur la constitution des globules, avant que de l'admettre définitivement dans la science.

Filhol et Donné se sont servis du microscope pour examiner le *colostrum*. Voici leurs conclusions :

Le colostrum de la femme se présente sous forme de nombreuses gouttelettes huileuses, de gros globules, comme framboisés (corps granuleux de Donné) dont l'existence est niée par Simon, et qui, selon Arthur Hill-Hakal, sont rares dans le premier lait livré par les vaches, les chèvres et les ânesses après la parturition.

On trouve, en même temps que ces globules, des membranes fines et transparentes (débris d'épithélium ?), des plaques plus grandes, plus opaques et légèrement jaunâtres (caséum ?), et enfin des globules analogues à ceux du lait, les uns très-petits, les autres plus gros, et d'autres enfin, d'un volume intermédiaire. Un grand nombre d'entre eux sont réunis par une matière muqueuse et ne peuvent se mouvoir, au sein du liquide, indépendamment les uns des autres.

Ce dernier caractère, joint à la présence des plaques et des corps granuleux, nous paraît établir une distinction importante entre le colostrum et le lait normal; il est facile à observer, et il peut servir à déterminer si le lait livré à la consommation publique a acquis et présente même toutes les qualités que l'on est en droit d'exiger. On peut surtout avec son aide reconnaître si la livraison n'est pas faite à une époque trop peu éloignée de la naissance du jeune.

Donné admettait que la caséine et la lactine varient dans le lait dans le même rapport que le beurre, et il partait de là pour assurer que la richesse de ce fluide pouvait facilement être appréciée par un examen au microscope. Cette opinion n'était pas fondée, et son inexactitude a été démontrée par Simon, Filhol et Joly. Néanmoins, on ne doit pas rejeter l'étude microscopique, car souvent elle devient un précieux auxiliaire de l'analyse chimique, ainsi que le prouvent les observations des Drs Girard et Ernest Boudet; en effet, d'après ces savants, le lait des nourrices exerce une influence fâcheuse sur la santé des enfants, lorsque par des causes qui nous échappent, le lait provenant de femmes accouchées depuis un certain temps, dont les mamelles sont saines, et dont la santé générale paraît excellente, arrive à contenir des globules soudés entre eux comme ceux du colostrum, et que ces globules se ramifient et se transforment en végétations amorphes : un tel lait est dangereux pour les enfants.

ÉTUDE CHIMIQUE DU LAIT.

Les principaux éléments qui entrent dans la composition de ce liquide sont les suivants :

Beurre, lactine, matières protéiques, sels, eau.

Disons quelques mots de chacun de ces éléments.

BEURRE.

C'est un corps mou, facilement fusible à 26°, qui est peu soluble dans l'alcool, mais qui se dissout avec une très-grande facilité dans l'éther. On l'a vu précédemment, il existe dans le lait sous forme de globules. En vertu de sa faible densité, il monte rapidement à la surface, en entraînant des matières albuminoïdes qui entrent avec lui dans la constitution de la crème.

Il est ordinairement jaune, comme dans le lait de vache, ou blanc, comme dans celui de chèvre ; mais, dans l'espèce bovine surtout, si cette couleur varie chez le même animal selon le mode d'alimentation, elle varie aussi, quant à l'intensité, d'un animal à l'autre.

Légèrement acide quand il n'a pas été bien lavé, ou qu'il a subi l'action prolongée de l'air, il est neutre au contraire quand il vient d'être extrait de la crème ou du lait frais, surtout quand il a été soumis à des lavages répétés et bien faits. Alors il est doué d'une saveur plus ou moins agréable, qui se trouve influencée comme son odeur et sa couleur, par la nature des aliments consommés.

La composition du beurre est très-complexe. Selon Bromiss elle peut se formuler ainsi :

Margarine.......	68
Butyrolène.......	30
Butyrine, caprine.. Caproïne........	2
	100

Au point de vue du rôle qu'il joue dans l'acte de la nutrition, il doit être considéré comme un aliment respiratoire dont la valeur, selon mon père (Etude sur l'agriculture du pays de Caux, p. 140), est exprimée par la composition suivante, qui équivaut à 109,5 de carbone susceptible d'être brûlé.

Carbone.........	76
Hydrogène.......	12.5
Oxygène.........	11.5
	100.0

La richesse du lait en beurre est extrêmement variable, parce qu'un grand nombre de circonstances peuvent la modifier. Telle est, par exemple, l'influence des fractionnements de la traite. Parmentier et Deyeux avaient déjà constaté les écarts que l'on observe sous ce rapport, mais MM. Péligot et Reizet ont étudié la question de plus près, et sont arrivés à des résultats fort intéressants qui sont consignés ici :

M. Péligot a porté ses investigations sur le lait d'ânesse. Les produits d'une même traite, après un sevrage de neuf heures, ont été recueillis successivement en trois parties séparées qui ont donné à l'analyse les résultats suivants :

Beurre.......	0.96	1.02	1.52
Sucre de lait..	6.50	6.48	6.45
Caséum, etc...	1.76	1.95	2.95
Eau.......	90.78	90.55	89.08
	100.00	100.00	100.00

M. Reizet a procédé à de plus nombreuses expériences qui ont porté sur le lait sécrété par deux vaches. Voici les quantités de beurre qu'il a trouvées dans cent parties de lait du commencement et de la fin de la traite :

Beurre.		*Lactine, caséum et sels.*	
Commencement.	Fin.	Commencement.	Fin.
1.80	6.60	8.10	9.25
0.80	9.60	9.10	8.22
1.07	13.20	9.34	8.10
3.30	13.10	8.70	8.10
5.28	10.70	8.37	7.80
9.70	8.60	7.49	8.33
2.70	9.70	8.81	7.93
4.40	9.10	8.80	8.40
4.30	8.80	8.85	8.40
7.20	7.10	7.40	6.23
4.90	5.10	10.38	9.63
1.22	11.20	8.40	7.87
5.90	10.50	8.47	8.43

M. Reizet formule les conclusions suivantes :

« Le lait recueilli à la fin de la traite est plus riche que celui recueilli au commencement. Il faut remarquer cependant que cette disposition n'est pas absolue, et que la différence ne s'observe que lorsque le lait a séjourné plus de quatre heures dans son réservoir naturel. »

Cela le conduit à émettre l'hypothèse que voici :

Ces faits ne semblent-ils pas prouver que la matière grasse qui est la cause de ces différences se sépare dans les mamelles de la vache comme dans un vase inerte? Ce qui confirme cette opinion, c'est que la proportion de beurre qui s'accumule dans la dernière portion du lait est d'autant plus grande que le séjour a été plus prolongé. »

Mais, si la disposition de la mamelle chez la vache permet de supposer que la matière grasse surnage peu à peu et s'échappe la dernière au dehors, il paraît difficile d'admettre la même interprétation en ce qui concerne la femme, chez qui le même phénomène se présente. En effet M. Reizet, en se livrant à des expériences sur le lait d'une nourrice de 27 ans, accouchée depuis onze mois, et qui nourrissait son cinquième enfant, a obtenu les résultats suivants :

	Beurre pour 100 de lait recueilli.	
Temps écoulé depuis le dernier allaitement.	Avant d'avoir donné le sein.	Après avoir donné le sein.
10h.30	2.0	1.9
8 30	3.3	4.1
5 30	3.9	7.4
4 »	3.3	7 0
1 30	4.9	6.1

L'hypothèse émise par M. Reizet, après Parmentier et Deyeux, paraît difficile à adopter, car le lait ne se trouve pas réuni en masse dans les mamelles ; il y est disséminé dans les conduits galactophores d'une ténuité extrême, qui doit par conséquent s'opposer à la séparation de la crème. Aussi M. Milne Edwards donne-t-il l'explication suivante :

« C'est dans les ampoules initiales des conduits lactifères que naissent et se développent les utricules sécrétoires qui fournissent la matière grasse et les autres substances solides les plus importantes du lait, tandis que l'eau plus ou moins chargée de matières albuminoïdes et salines y est ajoutée par les parois membraneuses des conduits galactophores qui ne sont pas aptes à sécréter les produits laiteux par excellence. Il en résulte que plus le lait fourni par les ampoules traversera rapidement cette portion excrétoire des glandes mammaires, moins il sera aqueux. »

MM. Filhol et Joly ont fait voir à leur tour que le beurre augmente dans le lait à mesure que la traite se prolonge. Mon père, lui-même, a constaté que les vaches, quand on les trait le matin, à midi et le soir, donnent des laits inégalement riches en beurre, ainsi que cela est mis en évidence dans le tableau suivant où les quantités de beurre indiquées sont celles qui sont contenues dans 1 kilogramme de lait :

Lait obtenu dans la traite du			*Beurre contenu dans 1 k. de lait de la traite du*		
Matin.	Midi.	Soir.	Matin.	Midi.	Soir.
4 l. 50	2 l. 50	3 l. 50	54 g. 07	65 g. 49	57 g. 10
2 75	3 »	3 50	48 25	55 47	52 68
»	»	»	32 10	48 80	44 06
»	»	»	35 16	45 48	40 44
5 50	4 50	5 50	42 18	48 02	42 89
6 50	4 25	5 50	32 17	75 98	44 99
5 »	5 »	7 »	35 90	42 42	38 23

Ces résultats ont conduit mon père à s'exprimer ainsi :

« De ceci, il résulte donc que la traite du matin pour être bien faite, pour fournir un lait normalement butyreux, doit être pratiquée jusqu'à épuisement complet des mamelles : c'est ce que l'on ne fait jamais ; c'est ce que l'on ne peut pas faire, parce que cette traite étant (et elle doit l'être toujours) plus abondante que chacune des deux autres, la personne chargée de l'opérer ne la fait pas assez durer : d'ailleurs, en la prolongeant jusqu'à épuisement suffisant, l'on fatiguerait l'animal sans grand profit. Les dernières parties de lait laissées, oubliées ainsi dans l'organe sécréteur, étant saturées de crème, contribuent, par leur mélange avec le liquide secrété jusqu'à midi, à enrichir celui-ci, que l'on tire d'ailleurs avec plus de soin parce qu'on le sait être toujours le meilleur de la journée. Enfin le lait, obtenu le soir après un travail d'élaboration qui ne dure que six à sept heures, se présente, lui seul, avec sa constitution à peu près normale. »

J'ai apporté une grande insistance à mettre tous ces faits en évidence, parce qu'ils prouvent que l'on doit en tenir grand compte, lorsque l'on prélève des échantillons destinés à être soumis à l'analyse chimique. Ainsi, pour procéder à l'examen du lait de femme, il est nécessaire que le temps écoulé depuis que l'enfant a pris le sein n'excède pas deux ou trois heures, et en général il vaut mieux que le nourrisson ait commencé à téter depuis quelques instants, lorsque la nourrice tire elle-même et remet à l'opérateur l'échantillon qu'il doit examiner, c'est une précaution que j'ai toujours eu le soin de prendre chaque fois que je me suis procuré les portions de liquide que je désirais examiner.

J'ai insisté encore, parce que tout ce qui précède permet de concevoir les oscillations quelquefois considérables que l'on observe dans la richesse en beurre des laits fournis par les animaux d'une même race, quoique ces oscillations soient déjà elles-mêmes normalement très-considérables. Quoi qu'il en soit, voici, les quantités moyennes et extrêmes de beurre trouvées dans cent parties de lait des différents animaux :

Anesse........	0.31	Chevallier et Henry.
—	0.50	Quévenne.
—	1.256	Gorup Besaner.
—	1.65 à 2.50	Joly et Filhol.
—	3.15	Doyère.
—	1.55	*Moyenne générale.*
Brebis........	4.20	Chevallier et Henry.
—	5.86	Eugène Marchand.
—	5.89	Gorup Besanez.
—	7.20 à 8.60	Filhol et Joly.
—	7.50	Doyère.
—	5.33	*Moyenne générale.*
Chèvre........	1.90 à 2.90	Filhol et Joly.
—	3.32	Chevallier et Henry.
—	4.40	Doyère.
—	3.98 à 5.85	Eugène Marchand.
—	4.20	*Moyenne générale.*
Chienne.......	3.09 à 5.15	Dumas.
—	9.00 à 14.20	Joly et Filhol.
—	13.30 à 16.20	Simon.
—	9.72	*Moyenne générale.*
Femme........	0.80 à 5.40	Simon.
—	2.67	Vernois et Becquerel.
—	2.78 à 5.73	Eugène Marchand.
—	2.70 à 7.35	Joly et Filhol.
—	2.89 à 5.45	Charles Marchand.
—	7.07 à 7.45	Doyère.
—	4.50	*Moyenne générale.*
Jument........	0.55	Doyère.
—	2.15	Filhol et Joly.
—	4.10	Charles Marchand.
—	6.87	Gorup Besanez.
—	2.50	*Moyenne générale.*
Vache.........	2.75 à 3.08	Chevallier et Henry.
—	2.97 à 8.31	Eugène Marchand.
—	3.20	Doyère.
—	3.60 à 4.50	Boussingault et Lebel.
—	3.70 à 5.10	Lyon Playfer.
—	4.00	Simon.
—	4.38	Poggiale.

Vache........	6.39 à 8.25	Filbol et Joly.
—	4.05	*Moyenne générale.*
Truie........	5.40 à 6.60	Filbol et Joly.

SUCRE DE LAIT.

Il est désigné sous les noms de lactine et de lactose. M. Berthelot le considère comme établissant par certaines réactions le passage entre le groupe des glucoses et celui des saccharoses.

Ce corps se présente sous la forme de prismes rhomboïdaux droits, hémiédriques, durs, opaques, faiblement nacrés. Sa densité est égale à 1,524. Il est plus soluble dans l'eau froide que dans l'eau bouillante. Son pouvoir rotatoire + 59°3 ; mais cette valeur n'est pas constante, car la solution nouvellement préparée agit avec une énergie plus prononcée que celle qui a été soumise au repos. Le rapport est de 8 à 5. Sous l'influence des acides, ce pouvoir augmente par suite de la production de la galactose.

La lactine réagit activement sur la dissolution alcaline de tartrate de cuivre ; elle la décolore en donnant naissance à un précipité formé de protoxyde de cuivre. Cette propriété a été, fort heureusement, utilisée par MM. Poggiale et Rosenthal pour opérer le dosage de cette substance dans le lait. MM. Vernois et Becquerel ont mis à profit dans le même but les qualités optiques signalées ci-dessus. Nous reviendrons plus loin sur cette importante question, qui a d'autant plus besoin d'être élucidée que l'accord n'est pas établi entre les différents observateurs sur la richesse moyenne de chaque espèce de lait en principe sucré.

Voici, en effet, les quantités moyennes et extrêmes de lactine trouvées dans 100 parties de lait des différents animaux :

Anesse........	5.01	Gorup Besanez.
—	5.10 à 6.23	Filhol et Joly.
—	5.60	Doyère.
—	6.08	Chevallier et Henry.
—	7.26	Quevenne.
—	5.80	*Moyenne générale.*
Brebis........	3.20 à 4.00	Joly et Filhol.
—	4.09	Gorup Besanez.
—	4.30	Doyère.
—	4.49	Commaille.
—	5.00	Chevallier et Henry.
—	5.17	Eugène Marchand.
—	4.32	*Moyenne générale.*
Chèvre........	3.01	Doyère.
—	3.55 à 4.44	Joly et Filhol.
—	4.70	Eugène Marchand.
—	5.28	Chevallier et Henry.
—	5.05	Charles Marchand.
—	4.00	*Moyenne générale.*
Femme........	1.27 à 7.15	Joly et Filhol.
—	3.92 à 5.76	Simon.
—	5.99 à 7.94	Eugène Marchand.
—	4.36	Vernois et Becquerel.
—	6.90 à 7.50	Doyère.
—	5.99 à 7.45	Charles Marchand.
—	5.30	*Moyenne générale.*
Jument........	5.20	Joly et Filhol.
—	5.50	Doyère.
—	6.68 à 6.99	Charles Marchand.
—	5.50	*Moyenne générale.*
Vache.........	3.30 à 3.80	Lyon Playfer.
—	2.80 à 2.95	Simon.
—	3.31 à 3.70	Commaille (laits de Marseille).
—	3.73 à 4.97	Vernois et Becquerel.
—	4.70 à 6.00	Boussingault et Lebel.
—	4.06 à 4.75	Filhol et Joly.

Vache.........	4.03	Gorup Besanez.
—	4.18 à 4.78	Commaille (laits d'Alger).
—	2.95 à 8.30	Eugène Marchand.
—	5 18	id. (moyenne).
—	5.27	Poggiale.
—	5.50	*Moyenne générale.*
Truie.........	0.50 à 1.20	Joly et Filhol.

Je dois dès à présent signaler la faiblesse des chiffres posés partout dans ce tableau par MM. Vernois et Becquerel et par M. Commaille. Pour moi, les chiffres obtenus par les premiers observateurs ont été obtenus par une méthode générale qui ne saurait fournir des résultats exacts, et ceux posés par M. Commaille n'ont pu être obtenus qu'en opérant sur du lait déjà altéré. Pour que les essais soient concluants, il faut que la lactine soit dosée dans un court espace de temps après l'émission du lait, car cette matière sucrée s'altère rapidement, surtout quand la température est élevée, et comme conséquence son pouvoir réducteur de la liqueur bleue ou tartrate de cuivre s'abaisse, comme le fait aussi son pouvoir rotatoire.

MATIÈRES PROTÉIQUES.

Selon le mode d'agrégation de leurs éléments constituants et selon la nature des éléments minéraux qui réagissent sur la molécule protéique elle-même, ces matières se présentent avec des qualités spéciales qui permettent de les différencier au moins dans une certaine mesure, et qui serviraient à les caractériser plus sûrement si elles étaient mieux connues. Beaucoup de chimistes, mais en particulier Scheele, Berzélius, Braconnot, Dumas, Mulder, Lehmann, Liebig, Schérer,

Selmi et Heintz, Bouchardat, Millon et Commaille, etc., se sont occupés de ces substances. Aujourd'hui l'on admet généralement qu'elles existent dans le lait à l'état de :

Caséum, albumine, lacto-protéine.

C'est le groupe de ces substances réunies qui donne au lait considéré comme aliment ses propriétés plastiques. Leurs proportions relatives oscillent dans le lait sécrété par les animaux des diverses races, mais elles peuvent aussi osciller dans le lait fourni par un animal quelconque, selon l'état de santé dans lequel il se trouve et selon la nature des aliments qu'il consomme, quoique alors leur masse soit à très-peu près constante dans les divers échantillons fournis dans une période de quelques jours par ce même animal.

Ainsi, par exemple, une vache qui, depuis le 21 septembre jusqu'au 28 octobre suivant, était nourrie au trèfle, aux vesces et au colza, donnait un lait qui, ayant été analysé cinq fois pendant cette période, présentait la composition suivante :

Beurre..........	43.77
Lactine..........	52.04
Caséum..........	18.45
Albumine........	9.60
Sels............	7.07
Eau............	869.37
	1000.00

Du 28 octobre jusqu'au 25 novembre, cette vache reçut les mêmes aliments, mais en moins grande quantité. On lui donna en outre des feuilles de betteraves en abondance. Son lait, analysé à trois reprises différentes pendant la nouvelle période, était constitué ainsi :

Beurre..........	40.95
Lactine..........	51.82
Caséum..........	15.83
Albumine........	11.60
Sels............	7.87
Eau.............	871 93
	1000.00

Enfin le même animal, assujetti à la stabulation depuis la dernière époque jusqu'au commencement d'avril, ne reçut plus pour sa nourriture que du son de blé avec des betteraves et du pain d'huile. Son lait, analysé quinze fois pendant cette période si longue, offrit une composition très-peu variable, qui, en moyenne, s'exprime ainsi :

Beurre..........	39.32
Lactine..........	53.44
Caséum..........	22.56
Albumine........	6.61
Sels............	7.44
Eau.............	870.63
	1000.00

Comme on le voit, sous l'influence des trois régimes indiqués, les proportions des matières protéiques considérées dans leurs masses isolées ou réunies se sont présentées ainsi :

	Caséum.	Albumine.	Total.
Premier régime..	18.45	9.60	28.05
Deuxième régime.	15 83	11.60	27.48
Troisième régime.	22.56	6.61	29.17

Je n'ai pas besoin d'insister sur l'importance de ces modifications, qui font ressortir une fois de plus les rapports qui unissent l'albumine à la caséine. Tout porte à croire que dans le lait le premier état des matières protéiques se présente sous forme d'albumine et que c'est par suite d'une élaboration plus parfaite sous l'influence des principes minéraux apportés en même temps que le plasma protéique, que la transformation en caséum s'opère. Lieberkühn n'a-t-il pas fait voir que le blanc d'œuf (albumine) se transforme facilement en caséine semblable à celle du lait, quand on la soumet à l'action d'une dissolution concentrée de potasse ou de soude caustique!

Quoi qu'il en soit, le caséum existe dans le lait sous deux états : en suspension et en dissolution, comme l'a si bien démontré Quévenne dont les observations ont été confirmées depuis par Millon et Commaille. Pour ces chimistes, le caséum insoluble serait une combinaison de caséine soluble avec des acides organiques et peut-être avec des sels ammoniacaux. Quant au caséum soluble, M. Bouchardat admet avec les chimistes allemands que c'est une substance analogue à l'albuminate de soude, mais cette opinion est loin d'être justifiée.

Je viens de donner les résultats de plusieurs analyses qui démontrent la présence de l'albumine dans le lait. Je l'y ai constamment rencontrée. Cependant MM. Joly et Filhol contestent le fait, et ils basent leur opinion sur les expériences suivantes :

1° Si l'on filtre le lait au travers de forts papiers, de manière à exclure du liquide tous les globules et toutes les matières qu'il tient en suspension, et qu'on le soumette à l'ébullition, le microscope lui-même ne permet pas d'y déceler la moindre trace de coagulum.

2° Si l'on prend du sérum résultant de l'action de la présure, qu'on le sature à froid de chlorure de sodium, et qu'on y ajoute cinq ou six volumes d'alcool, il ne s'y produit pas de précipité. Une solution contenant de l'albumine donne en pareil cas d'abondants flocons.

Cependant, d'après les mêmes auteurs, les animaux nourris exclusivement de viande fournissent un lait très-riche en albumine, tandis que la caséine disparaît presque complètement. Et l'on peut même, suivant eux, faire reparaître ou disparaître alternativement chacun de ces éléments en changeant la nourriture. Cela est d'accord avec les résultats des analyses ci-dessus relatées.

La mouille de la vache, et probablement le colostrum de la femme, contient souvent de grandes quantités d'albumine, ainsi que l'attestent les résultats suivants d'analyses faites par mon père :

Beurre.........	27.52	17.49	27.50
Lactine.........	33.12	23.58	22.23
Caséum.........	122.05	16.31	48.53
Albumine.......	22.54	102.69	64.37
Sels	?	9.53	10.60
Eau	?	830.60	826.77
	100.60	1000.000	1000.00

L'on remarque la faible quantité de lactine contenue dans ces sécrétions du premier jour. Je reviendrai bientôt sur ce fait important pour l'histoire du lait considéré dans ses rapports avec l'état sain ou pathologique des organes de la reproduction.

M. Corenwinder, qui s'est livré à une étude spéciale du lait avant et après la parturition de la vache et qui a constaté la présence de la *gélatine* à côté de celle de l'albumine dans la mouille, a vu un échantillon de ce liquide beaucoup plus riche en matière protéique que les précédents; il était dépourvu de sucre. Voici sa composition :

Beurre	3.60
Lactine	»
Gélatine, sels solubles, etc.	45.60
Albumine	247.00
Eau	703.80
	1000.00

Certaines affections pathologiques peuvent augmenter la quantité d'albumine contenue dans le lait, ainsi que M. J. Girardin l'a fait voir. Enfin mon père a signalé que, dans l'ovariotomie chez les vaches, le lait devient riche en albumine et pauvre en lactine; les mêmes faits doivent s'observer chez la femme.

MM. Millon et Commaille ont signalé dans le lait la présence de la matière que j'ai déjà désignée sous le nom de *lacto-protéine*, lorsqu'après avoir coagulé le lait par un centième de son poids d'acide acétique, avoir séparé par le filtre le caséum devenu insoluble, avoir coagulé l'albumine par l'ébullition et l'avoir isolé aussi en filtrant le petit-lait restant, l'on obtient un précipité blanchâtre si l'on ajoute dans ce liquide quelques gouttes de nitrate acide de bioxyde de mercure.

La lactoprotéine ne se coagule pas par la chaleur, ni par l'acide nitrique, ni par le bichlorure de mercure, ni par l'acide acétique aidé de la chaleur. Elle existe en petite quantité dans le lait. Voici les chiffres posés par les auteurs :

Lait d'ânesse	3g.28	par litre.
— de brebis	2 52	—
— de chèvre	1 53	—
— de femme	2 77	—
— de vache	2 90 à 3 49	—

Dans une communication qu'il vient de faire tout récemment à l'Institut, M. Béchamp admet que les matières protéiques contenues dans le lait de vache sont au nombre de trois, qui se distinguent facilement par leur pouvoir rotatoire qui s'établit ainsi :

Caséine du lait caillé (a) j	= — 111°7,	dans le carbonate de soude.
— frais....	= — 80°0,	dans l'acide acétique.
Lactalbumine.........	= — 64°8,	dans le carbonate de soude.
— —	= — 54°5,	dans l'acide acétique.
Galactozymose.........	= — 40°7,	dans l'eau.

La galactozymose reste soluble dans l'eau après sa précipitation par l'alcool.

Enfin M. Dumas est arrivé à une conclusion analogue, mais pour lui la caséine est toujours prépondérante par sa quantité relative.

Comme cela a été dit plus haut, la proportion de matières protéiques prises en bloc, est variable dans le lait des différentes espèces. Voici quelques chiffres propres à servir de termes de comparaison ; ils sont rapportés à cent parties de lait :

Anesse........	1.60 à 1.65	Filhol et Joly.
—	1.88	Quévenne.
—	2.02	Gorup Besanez.
—	3.99	Doyère.
—	1.70	*Moyenne générale.*
Brebis........	4.50	Chevallier et Henry.
—	4.00	Doyère.
—	6.01	Eug. Marchand.
—	7.00 à 8.30	Filhol et Joly.
—	5.34	Gorup Besanez.
—	6.10	*Moyenne générale.*
Chèvre	1.90 à 2.90	Joly et Filhol.
—	4.40	Doyère.
—	3.32	Henry et Chevallier.
—	5.72	Eug. Marchand.
—	3.70	*Moyenne générale.*
Chienne......	11.70	*Moyenne générale.*

Femme.......	0.85 à 2.05	Filhol et Joly.
—	1.17 à 1.53	Doyère.
—	1.96 à 4.52	Simon.
—	0.61 à 3.16	Eug. Marchand.
—	0.62 à 3.59	Charles Marchand.
—	1.90	*Moyenne générale.*
Jument........	1.64	Gorup Besanez.
—	2.18	Doyère.
—	2.08 à 3.30	Eug. Marchand.
—	1.47 à 3.59	Charles Marchand.
—	2.70	*Moyenne générale.*
Vache.........	2.06 à 4.68	Eug. Marchand.
—	2.38	id (moyenne).
—	2.98 à 3.68	Millon et Commaille.
—	3.00 à 3.40	Boussingault et Lebel.
—	3.80	Poggiale.
—	3.74 à 4.20	Chevallier et Henry.
—	3.90 à 4.55	Joly et Filhol.
—	4.20	Doyère.
—	3.70 à 5 60	Lyon Playfer.
—	6.80 à 7.20	Simon.
—	3.60	*Moyenne générale.*
Truie.........	12.89 à 20.1 (albumine).	Joly et Filhol.

SELS DU LAIT.

Evaporés et soumis à la calcination, voici, selon Gautier, les résultats généraux fournis par l'analyse des principaux laits, pour cent parties :

	Termes extrêmes.	Moyenne.
Anesse......	....	0.50
Brebis......	0.68 à 1.04	0.70
Chèvre......	0.35 à 0.86	0.56
Chienne.....	1.45 à 5.25	1.35
Femme	0.20 à 1 88	0.18
Jument.....	0.40 à 0.68	0.50
Vache	0.10 à 0.75	0.40 ?
Truie.......	3.10 à 4.40	3.70

La proportion des sels varie beaucoup selon la méthode d'analyse employée; l'on n'a un résultat exact qu'autant que l'on procède à l'incinération du résidu laissé par le lait normal. C'est pour avoir négligé cette précaution que certains auteurs ont posé des chiffres qui sont évidemment trop faibles. La moyenne posée pour le lait de vache me paraît trop abaissée; je ne crois pas qu'elle soit inférieure à 0,70.

Mon père, qui a fait une étude spéciale du lait fourni par les vaches entretenues dans le pays de Caux, a trouvé que la cendre laissée par un litre de ce lait présente en moyenne la composition suivante :

Brute.		Théorique.	
Potasse	1.071	Chlorure de potassium	0.994
Soude	0.636	— de sodium	0.458
Chaux	1.864	Carbonate de soude	0.678
Magnésie	0.299	Sulfate de potasse	0.703
Oxyde de fer	0.127	Silicate de potasse	0.018
Chlore	0.752	Phosphate de potasse	0.073
Acide phosphorique	2.102	— de chaux	3.458
— sulfurique	0.323	— de magnésie	0.657
— carbonique	0.277	— de fer	0.248
— silicique	0.006	Poids des cendres	7.280
	7.456		
Oxygène compté en excès	0.176		
	7.280		

Les cendres du lait ont été analysées par d'autres chimistes. Voici quelques résultats ramenés aussi à ce qui est contenu dans un litre de liquide :

	Lait de vache.		*Lait de femme.*	
	Haïdlen.	Filhol, Joly.	Schwartz.	Filhol, Joly.
Chlorure de potassium	1.83	3.41	0.70	0.41
— de sodium	0.34	0.81	»	1.35

Carbonate de soude. . .	0.45	»	0.30	»
Sulfate de potasse . . .	»	»	»	»
Silicate de potasse. . .	»	»	»	»
Phosphate de potasse . .	»	»	»	»
— de soude. . .	»	»	0.40	»
— de chaux. . .	3.44	3.87	2.50	3.95
— de magnésie.	0.64	0.87	0.50	0.27
— de fer......	0.07	traces.	0.01	traces.
	6.77	8.96	4.41	5.98

Ces derniers renseignements sont utiles en ce qu'ils permettent de juger ce que l'on doit faire et sur quoi l'on peut compter au point de vue de l'introduction des phosphates et des sels de potasse quand on se sert du lait de vache pour opérer l'allaitement des jeunes enfants. Toutefois, je dois faire remarquer que le total des sels fournis par l'analyse du lait de femme, dans les analyses de Schwartz, comme dans celles de Filhol et Joly est beaucoup trop considérable. On sait, en effet, que la moyenne proportion des cendres contenues dans 1 kilogramme de ce lait ne dépasse pas 1,80 selon M. Gautier. La moyenne fournie par mes analyses est un peu plus élevée ; elle atteint 2,04, comme on le verra plus loin. Il faut donc réduire proportionnellement les valeurs posées dans les deux dernières colonnes du tableau ci-dessus, pour avoir un renseignement de quelque utilité.

DES DIVERS PROCÉDÉS ANALYTIQUES.

« Les laits provenant des mêmes femelles sont tellement susceptibles de varier, disent Parmentier et Deyeux dans leur beau précis d'observation, qu'il paraît impossible d'en trouver deux parfaitement semblables entre eux. » Pour les apprécier, il faut donc avoir recours à l'analyse chimique.

M. A. Gautier, dans le Dictionnaire de chimie pure et appliquée de Wurtz, décrit les procédés les plus importants donnés jusqu'à ce jour pour faire cette analyse. En voici l'énumération :

1° Procédé de Chevallier et O. Henry ;
2° » Quevenne et Simon ;
3° » Becquerel et Vernois ;
4° » Filhol et Joly ;
5° » Eugène Marchand ;
6° » Baumhauer ;
7° » Millon et Commaille.

Je ne décrirai pas à mon tour chacun de ces procédés, puisqu'il est facile de les retrouver dans un livre qui est aujourd'hui dans les mains de tous les chimistes : je me bornerai à quelques réflexions applicables à la plupart d'entre eux.

En indiquant les quantités extrêmes de lactine obtenues par MM. Vernois, et Becquerel et par MM. Millon et Commaille, j'ai du déjà faire quelques réserves sur la valeur de ces chiffres ; c'est qu'en effet le procédé suivi par les deux premiers observateurs repose sur l'examen optique du sérum filtré, à l'aide du saccharimètre. Or M. Corenwinder a fait voir que cette méthode était incertaine et qu'elle donnait toujours des résultats trop faibles, parce que le sérum préparé selon la méthode de MM. Vernois et Becquerel contient toujours de l'albumine et quelquefois de la gélatine qui possèdent un pouvoir rotatoire inverse de celui de la lactine.

Ainsi, par exemple, ayant préparé par la méthode ordinaire le sérum du lait de vache de bonne qualité, il lui trouva une déviation à droite de 13°, mais le liquide ayant été ensuite coagulé par l'ébullition, il donnait après filtration une déviation à droite de 17°. Il y avait donc dans le liquide une quantité d'albumine susceptible de modifier le pouvoir rotatoire direct du suc du lait, de 4 degrés.

Or, l'albumine existant toujours dans le lait en proportions plus ou moins considérables, il s'ensuit que les dosages obtenus par MM. Vernois et Becquerel sont trop faibles, et que, par contre, les proportions de caséum ou plutôt de matières protéiques qu'ils ont données sont trop fortes, puisque ces matières sont dosées par différence. Elles le sont encore pour une autre raison ; la dessiccation du résidu de l'évaporation du lait a été faite par eux à 80°; ce résidu retenait encore une petite quantité d'eau qu'il perd, lorsque sans l'altérer, on le maintient un temps suffisant à la température de l'eau bouillante.

Dans tous les autres procédés, le dosage de la lactine est fait au moyen de la liqueur cupro-potassique, mais il l'est en opérant tantôt sur le lait pur, tantôt sur le sérum. Quand on agit sur le lait pur, selon le conseil du Dr Rosenthal, l'on arrive à un résultat très-exact si l'on prend le soin d'agir immédiatement, ou peu de temps après la traite. Il en est encore de même quand l'on opère sur du sérum préparé rapidement, dans une limite de temps restreinte aussi. Mais, lorsque le lait est tiré depuis un certain temps, surtout pendant les chaleurs de l'été, la proportion de matière sucrée s'affaiblit rapidement, et elle s'affaiblit d'autant plus que la durée des opérations préliminaires est plus considérable.

L'affaiblissement de la lactine a toujours pour effet de provoquer une erreur dans le titrage du caséum, puisque, dans tous les procédés, ce titrage se fait par différence, et que le sucre de lait, tout en subissant des transformations sous l'influence de l'air, laisse, dans le résidu desséché, de l'acide lactique ou d'autres matières indéterminées, qui ne changent pas le poids du résidu ou qui ne le modifient que d'une façon peu prononcée. C'est sans doute à des différences de cette nature que sont dues la faiblesse des proportions de lactine trouvées par Millon et Commaille dans les laits d'Alger et de Marseille, et la probable exagération de caséum trouvée par eux.

Ce qui est bien certain, et le Dr Rosenthal l'a bien démontré, la proportion de lactine contenue dans le lait de vache normal et non altéré oscille entre 50 et 53 gr. par litre : elle ne s'abaisse jamais au-dessous de ces proportions; elle peut quelquefois s'élever au-dessus.

La séparation du caséum, ou plutôt la préparation du sérum, se pratique le plus communément en ajoutant au lait normal, porté à la température de 25 à 40 degrés, un centième de son poids d'acide acétique. M. Gautier blâme ce procédé : selon lui l'on n'obtient qu'une coagulation incomplète du caséum, de telle façon qu'une grande partie de l'albumine trouvée plus tard doit être considérée comme de la caséine.

Cette critique ne me paraît pas fondée, car si l'on opère la coagulation du lait sous l'influence des membranes de l'estomac de veau, sous l'influence de la présure, — ces proportions respectives de la caséine et de l'albumine restent à peu près les mêmes, — je devrais dire les mêmes — que celles obtenues par l'autre méthode. Et comme la propriété la plus caractéristique du caséum est la coagulation par le contact de la présure, que c'est là ce qui le distingue de l'albumine, l'on voit de suite que l'observation de M. Gautier ne doit pas être accueillie.

Le dosage des cendres doit porter sur la totalité des produits laissés par l'évaporation d'un poids donné de lait, car le caséum, séparé sous l'influence de l'acide acétique, retient toujours une certaine quantité de sels terreux, notamment du phosphate de chaux qui, nécessairement, fait défaut dans le sérum qui sert habituellement à opérer le titrage.

L'indication du procédé analytique employé est des plus importantes, ainsi que le font bien voir les différences énormes que l'on observe dans les diverses analyses faites jusqu'à ce jour. Voici donc la marche que j'ai suivie dans ce travail.

La *densité* est prise à l'aide du pèse-lait de Quevenne. Les corrections sont faites à l'aide de la table jointe à son instruction pour l'usage du lacto-densimètre.

La richesse en *beurre* est déterminée à l'aide du lacto-butyromètre de mon père.

Le *sucre de lait* est dosé à l'aide de la liqueur cupro-potassique, dont le titre est déterminé à l'aide de lactine cristallisée, pure, convenablement desséchée. L'essai est fait dans un tube de verre.

L'*eau* s'apprécie en soumettant à l'évaporation à une température voisine de 100°5 *grammes* du lait normal. Le résidu est maintenu à une température oscillant entre 95 et 100°, et ne s'élevant jamais au-dessus de 100°, jusqu'à ce qu'il ne diminue plus de poids. Ce poids soustrait de 5 gr., fait connaître la quantité exacte de l'eau. Le *résidu* soumis à la calcination abandonne les *cendres*, dont la quantité est alors exactement appréciée: car, contrairement à l'opinion de M. Gautier, ces cendres ne subissent aucune espèce de réduction lorsque la calcination faite en dehors de l'addition du carbonate alcalin est faite dans une capsule de platine sur une lampe à alcool, ou un bec de gaz.

Il reste maintenant à déterminer les proportions relatives de caséum et d'albumine.

Pour y arriver, l'on évalue par une évaporation bien conduite la proportion d'eau contenue dans 5 gr. de sérum. Ensuite, l'on cherche, par le calcul, la quantité de lactine contenue en dissolution dans ce liquide: cela est facile, puisque l'on connaît la richesse du lait lui-même en eau et en lactine, et que, quand les opérations sont convenablement menées, les rapports de ces deux substances ne peuvent pas changer.

Le résidu de l'évaporation du sérum est incinéré.

Ce sérum ne pouvant être formé que d'eau, de lactine, de sels et d'albumine, la quantité de celle-ci est déterminée alors par différence, puisque l'on connaît les quantités respectives des autres éléments qui l'accompagnent.

Mais ce sont les quantités d'albumine et de caséum contenues dans le lait qu'il s'agit de connaître. Rien de plus facile maintenant, car le poids de l'albumine, comme celui de la lactine, est toujours en rapport dans ce cas avec la quantité d'eau qui retient le corps en dissolution. Le calcul d'une simple règle de trois fait donc connaître la quantité exacte de l'albumine, et puisque ce poids, ajouté à celui du beurre, de la lactine et des sels contenus dans le résidu de l'évaporation du lait doit être augmenté de celui du caséum pour constituer l'égalité avec celui de ce résidu, la proportion du *caséum* se trouve déterminée alors elle-même par simple différence.

DE L'ALLAITEMENT.

La question de l'alimentation des enfants est l'une des plus importantes sur lesquelles le médecin aussi bien que le pharmacien sont appelés chaque jour à donner leur opinion ; l'un en se servant de ses connaissances physiologiques, l'autre de ses connaissances chimiques. Aussi chercherai-je à résumer aussi complètement que possible, tout en les discutant, les principaux travaux qui ont été faits sur ce sujet.

Le Dr J. Gonneau, dit avec juste raison : « Nous sommes trop disposés à prendre l'enfant nouveau-né pour un homme et à lui donner des aliments qui ne conviennent qu'à un autre âge. » En s'exprimant en ces termes, ce savant médecin proteste contre l'alimentation prématurée, que l'on effectue toutes les fois qu'avant l'éruption complète des huit premières dents on donne à l'enfant tout autre aliment que du lait.

L'enfant nouveau-né doit téter et non boire! dit le Dr Chalvet, et il appuie cette donnée tout autant sur l'anatomie que sur la physiologie, ainsi que le montre le passage suivant tiré de son mémoire :

« Si l'on examine la bouche du nouveau-né, on constate qu'elle ne peut exercer convenablement ni la préhension, ni la mastication. La langue, quoique développée, n'exécute avec précision que les mouvements de succion.

« Si de la cavité buccale nous passons à l'estomac et aux intestins, nous trouvons encore là une démonstration anatomique établissant que le nouveau-né n'est pas apte à digérer certains aliments trop communément imposés par la nourrice. Ces organes à l'état d'ébauche, pour ainsi dire, au moment de la naissance, ne paraissent pouvoir absorber sans danger que des principes préposés à l'absorption par un travail préalable auquel l'enfant est presque complètement étranger. »

« L'estomac est petit, sans forme bien arrêtée. La membrane muqueuse est mince, lisse. Les replis et les glandes qui la rendent apte à remplir plus tard certains actes digestifs sont encore à l'état tout à fait rudimentaire, surtout les glandes à suc gastrique, qui ne contiennent à cette époque qu'un petit nombre de cellules, dites à pepsine. »

« La membrane musculaire ne présente que des fibres contractiles pâles et peu développées. Cette membrane est mince, transparente et incapable d'agir efficacement par ses contractions sur le contenu de ce viscère. Aussi, quand il se fait un caillot de lait dans l'estomac, cette masse ne peut être convenablement roulée sur les parois gastriques pour subir l'action dissolvante des sucs encore peu abondants: d'où indigestion, vomissements et lientérie. »

« Nous trouvons les mêmes conditions anatomiques à signaler du côté des intestins. Partout nous constatons la faiblesse des membranes contractiles et l'évolution incomplète des organes sécréteurs. »

En nous basant, seulement sur l'anatomie, il nous est donc permis de dire immédiatement que l'alimentation du nouveau-né doit être d'une digestion aussi facile que possible, puisque tous ses organes digestifs sont à l'état rudimentaire, en même temps qu'elle doit se composer d'un aliment *complet*, capable de subvenir non-seulement à sa subsistance, mais encore à son développement. Or, le lait, par sa composition complexe, est celui de tous qui répond le mieux à cet usage, *pourvu toutefois qu'il soit approprié à l'âge de l'enfant.*

Le nouveau-né devant être soumis à l'allaitement pour se développer dans les meilleures conditions, disons quelques mots de :

1° l'allaitement maternel,
2° l'allaitement étranger,
3° l'allaitement artificiel,
4° l'allaitement animal,
5° l'allaitement mixte.

ALLAITEMENT MATERNEL.

C'est celui de tous qui est le meilleur quand il peut être fait. Pour s'en convaincre, il suffit de lire la remarquable thèse de M. Bouchard : « De l'allaitement maternel étudié au point de vue de la mère, de l'enfant et de la société. » Même dans le cas où cet allaitement ne peut être continué longtemps, il y a toujours avantage, non-seulement pour l'enfant, mais même pour la mère, à ce que celle-ci subvienne pendant quelques jours aux besoins de son nouveau-né.

ALLAITEMENT ÉTRANGER.

La mère, malgré tout le désir qu'elle peut avoir de nourrir, n'en est pas toujours capable, soit qu'elle n'ait pas un lait assez abondant, ce qui se rencontre principalement chez les femmes de la classe riche, soit que celui-ci présente une composition anormale qui le rende indigeste, ainsi que cela arrive quelquefois. J'ai eu l'occasion de voir un lait qui se trouvait dans ces conditions défavorables, ainsi que le montrent les résultats de l'analyse que j'en ai faite :

Beurre....	1.273
Lactine ...	7.627
Caséum... / Albumine.	0.382
Sels......	0.222
Eau	90.496
	100.000

Ce lait était secrété par une femme de la campagne, âgée de 33 ans, blonde, petite, mais de bonne constitution. Elle a eu huit enfants, et pas un seul d'entre eux n'a pu être élevé à son sein; toujours la diarrhée se déclarait et persistait, au point de contraindre à un changement de nourrice. Il est remarquable par la quantité très-faible d'aliments plastiques qu'il contient. Aussi, cette pauvreté extrême en matières protéiques devait-elle être la seule cause de la maladie, et cette explication me paraît d'autant plus juste, qu'une alimentation appropriée à l'âge et à la constitution des enfants de cette femme faisait disparaître tous les accidents.

Ainsi, dans certains cas, malheureusement trop nombreux, on est obligé d'avoir recours à la nourrice mercenaire, mais alors il faut que le choix de celle-ci soit subordonné à l'examen du médecin éclairé des lumières de la chimie.

Ce choix présente en effet les difficultés les plus sérieuses, car des causes très-diverses peuvent réagir sur la production du lait en amenant des modifications profondes dans sa constitution chimique et par suite dans ses qualités nutritives. Ces modifications sont quelquefois assez importantes et surtout assez graves pour rendre l'émulsion sécrétée capable d'occasionner les désordres les plus redoutables dans le faible organisme du nouveau-né.

Si l'examen de la nourrice, si l'appréciation de son tempérament et de sa santé doivent toujours être faits par le médecin, la détermination de la valeur et des qualités nutritives de son lait ne peut et ne doit donc être faite qu'avec le concours du chimiste.

DES DIVERSES INFLUENCES MODIFICATRICES DU LAIT.

Vernois et Becquerel, Lyon Playfair, Donné, Filhol et Joly, dans leurs remarquables travaux, se sont occupés de cette question importante. Je vais indiquer rapidement les résultats obtenus par ces chimistes et par plusieurs autres savants.

1° *Des modifications du lait suivant son âge.* — Considérons d'abord ce fluide quand il n'est encore qu'à l'état de colostrum. On donne ce nom au lait qui est sécrété quelques jours avant et après leur accouchement par les femelles des mammifères. Le colostrum de la vache porte le nom de *mouille*.

C'est un liquide visqueux, jaunâtre, d'une densité supérieure à celle du lait : 1040 à 1060 d'après M. Méhu. Elle s'élève même quelquefois à 1068 selon Corenwinder, et jusqu'à 1075 selon mon père. Quand on chauffe ce corps, il se prend en grumeaux. Les acides ne le coagulent pas ; l'ammoniaque, au contraire, le rend visqueux et filant ; il le devient même par son exposition à l'air.

Le colostrum est peu abondant chez la femme ; mais cependant, d'après M. De Soyre, que je remercie de la bienveillance qu'il m'a témoignée, il est en plus grande quantité chez les brunes que chez les blondes.

D'après le Dr Donné, il existe un rapport constant entre la proportion de colostrum chez les femmes avant l'accouchement et la sécrétion du lait après le part.

« Les femmes, dit-il, se divisent sous ce rapport en trois classes : 1° Celles chez lesquelles la sécrétion laiteuse est presque nulle jusqu'à la fin de la gestation et ne présente qu'un liquide visqueux, contenant à peine quelques globules laiteux, mêlés de corps granuleux rares. Dans ce cas, le lait est pauvre et peu abondant après l'accouchement. 2° La deuxième classe renferme les femmes dont le colostrum, plus abondant, ne contient qu'un petit nombre de globules laiteux, petits, mal formés, et souvent mêlés, outre les corps granuleux, de globules muqueux. 3° Enfin la troisième classe comprend les femmes qui fournissent un colostrum riche en globules laiteux, réguliers, d'une bonne grosseur et n'étant mélangés d'aucune autre substance que les corps granuleux. Un tel colostrum annonce presque toujours un lait abondant, riche, et de bonne qualité.»

J'ai donné précédemment la composition de la mouille de la vache; voici celle du colostrum humain, selon MM.

	Simon.	Boussingault et Lebel.	Charles Marchand.
Beurre.	5	2.60	4.50
Lactine.	7	3.60	6.30
Matières protéiques .	4	15.10	17.30
Sels.	?	0.30	0.27
Eau.	?	78.40	71.63
	100	100.00	100.00

Le colostrum, dont la composition est donnée la dernière, provient de femmes accouchées depuis vingt-quatre heures; afin d'obtenir cette sécrétion en quantité suffisante pour en faire l'analyse, j'ai été forcé de le recueillir sur douze femmes du service de M. Depaul. Les chiffres consignés peuvent donc être considérés comme représentant de bonnes moyennes.

Quel temps faut-il au colostrum pour se transformer en lait ordinaire? Il n'est pas possible de donner une règle générale et de fixer exactement la durée de cet état anormal; en effet, chez certaines femmes, quinze jours suffisent pour permettre au lait de se présenter avec tous ses caractères; tandis que, chez d'autres sujets, il faut quelquefois plus de six semaines; cependant, on admet généralement que la transformation complète du colostrum en lait a lieu vers la fin du premier mois, bien que les corps granuleux disparaissent dès les premiers jours. Quoi qu'il en soit, la composition du lait sécrété immédiatement après l'accouchement est fort variable; mais ce fluide est toujours très-riche en matières protéiques, et pauvre en lactine. Ce dernier résultat avait été observé déjà par M. Lassaigne; mais il a été contredit par certains auteurs.

Le colostrum, chez la femme, est d'une belle couleur jaune, épais, très-alcalin; mais, à partir du troisième et quelquefois même du second jour, il devient plus blanchâtre; les globules gras, d'abord réunis, se séparent au fur et à mesure que la sécrétion lactée augmente et que leur diamètre subit un accroissement. Exposé à l'air, il s'altère rapidement en dégageant une odeur prononcée d'acide sulfhydrique, provenant, de la décomposition des matières albuminoïdes dont le soufre s'élimine en combinaison avec l'hydrogène, ou plus simplement, de la réduction, par la putréfaction, des sulfates qu'il contient toujours.

Quant au rôle physiologique du colostrum, quel est-il ? Certains auteurs admettent que ce liquide est indispensable au nouveau-né parce qu'il le débarrasse de son méconium; d'autres praticiens, au contraire, et parmi ceux-ci le Dr Chalvet, tout en recommandant de faire prendre le colostrum au nouveau-né, le considèrent moins comme un purgatif que comme un aliment plastique et de calorification.

S'il m'était permis d'émettre une opinion, je le considérerais surtout comme un purgatif; car, s'il semble résulter des analyses ci-dessus rapportées, que les doses de lactine et de beurre restent quelquefois voisines de la dose normale, il n'en est pas moins vrai que la proportion de ces éléments s'affaiblit considérablement quelquefois, tandis que la dose des éléments protéiques mal élaborés d'ailleurs, se trouve toujours singulièrement exagérée. *Oui, le colostrum est un purgatif, et il purge parce qu'il est indigeste !*

A cet egard, il me semble utile de consigner ici ces judicieuses réflexions de Parmentier et Deyeux :

« Si c'est un malheur pour le nouveau-né de ne pouvoir prendre le téton de sa mère dès qu'il respire, parce qu'il trouverait la faculté de se débarrasser sur le champ et sans douleur de la sécrétion dont nous parlons (le méconium), c'en est un bien plus grand encore de passer dans les bras d'une mère empruntée, qui, à la place du colostrum, lui donne un lait plus ou moins façonné, et rarement conforme à sa constitution, malgré toutes les combinaisons des accoucheurs dans ces circonstances toujours critiques pour le sort de l'enfant.

« Loin de refuser le colostrum au nouveau-né, on doit, au contraire, le lui administrer en totalité pour qu'il puisse remplir les indications que la nature a en vue en le formant, et c'est contrarier absolument son vœu que d'en frustrer l'enfant sous quelque prétexte que ce soit, puisque sa propriété légèrement purgative est précisément une des qualités essentielles pour la destination qu'il est chargé de remplir. »

J'ajouterai maintenant que c'est aussi un devoir pour la mère que d'offrir ses seins à son nouveau-né, et qu'elle y trouve, en agissant ainsi, une cause de salut pour elle-même, car les vaisseaux lactifères, gorgés de ce liquide visqueux, ne doivent jamais s'en débarrasser par une action recrémentitielle.

Maintenant que nous avons étudié le lait dans les premiers jours qui précèdent et suivent l'accouchement, examinons les modifications qu'il éprouve en vieillissant.

Mon père a fait voir, dans son travail sur l'agriculture du pays de Caux, que la composition du lait de vache varie avec l'âge. Voici quelques-uns des résultats qu'il a obtenus en suivant, d'abord de jour en jour, puis de semaine en semaine, une vache de race normande pendant plus de neuf mois.

Un kilogramme de lait contenait :

	Beurre.	Lactine.	Caséum.	Albumine.	Sels.
1re traite . .	27.50	22.23	48.53	64.37	10.60
1er jour. . .	42 42	42.10	17 21	26.63	9.62
2 —	33.10	48.79	17.34	14.78	8.42
3 —	56.64	49.64	21.69	11 19	8.38
5 —	66.19	51.37	20.55	8.03	7.50
6 —	48.72	51.80	20.53	7.59	7.62
8 —	52.68	52.91	20.76	5.93	6.92
9 —	48.95	52.40	20.21	5.48	7.32
10 —	49.88	51.57	20.66	4.95	7.42
15 —	47.79	51.96	16.92	6.59	7.04
28 —	45 94	50.66	14.11	9.94	6.02
42 —	40.80	51 54	15.09	9.69	6.96
58 —	41.49	52.60	15.71	9.61	6.84
73 —	39.86	52.17	19.02	9.82	7.08
86 —	43.13	51.86	16.53	12.02	7.22
102 —	35.90	52.22	16.98	10.68	8.34
135 —	38.70	53.39	18.72	11.19	7.12
268 —	38.23	52.82	22.08	6.33	7.78

Les mêmes faits s'observent chez la femme, ainsi que l'indiquent les résultats suivants provenant de l'analyse du lait d'une nourrice dont il m'a été possible d'examiner la sécrétion mammaire pendant assez longtemps :

Un kilogramme de lait contenait :

	Beurre.	Lactine.	Caséum.	Albumine.	Sels.
439 jours. . .	28.91	70.27	17.43	14.19	1.60
473 —	54.54	69.867	18.60	14.90	2.00
502 —	43.54	70.15	18.29	14.61	1.89
536 —	51.25	69.48	18.90	15.25	1.95

563 —	48.64	69.54	17.21	18.71	1.68
596 —	45.44	70.84	17.57	17.91	2.10
628 —	49.58	70.27	16.68	19 71	1.97
Moyennes . . .	46.00	70.10	17.81	16.47	1.89

Si nous discutons les chiffres consignés dans ces deux tableaux qui précèdent, il devient possible de formuler les conclusions suivantes :

1° Chez la vache, la quantité de beurre diminue avec l'âge ; ce même fait doit s'observer très-probablement chez la femme, bien qu'il ne soit pas mis en évidence ; mais cela s'explique facilement si on se rappelle les grandes différences de composition que présente le même lait, suivant les fractions de la traite ;

2° La lactine reste stationnaire, ainsi que les sels ;

3° Les matières albuminoïdes augmentent dans les deux sortes de lait, suivant les besoins de l'être allaité.

Ces faits nous expliquent pourquoi il faut, dans le choix des nourrices, s'occuper de l'âge du lait et ne prendre que celles dont la sécrétion lactée est le plus en rapport avec l'âge de l'enfant. En effet, si l'on fait donner le sein au nourrisson qui vient de naître par une nourrice accouchée depuis plusieurs mois, la richesse trop grande du lait en aliments plastiques le rend pesant à l'estomac encore rudimentaire de l'enfant, de là les vomissements et la diarrhée verdâtre. Pour faire cesser ces accidents, il suffit le plus souvent de donner deux ou trois cuillerées d'eau au nourrisson avant chaque repas, et, dans le cas où l'eau ordinaire ne réussit pas, la remplacer par de l'eau contenant une petite quantité de bicarbonate de soude. Grâce à cette précaution, les accidents disparaissent rapidement, et l'on prévient les éruptions cutanées que l'on observe si souvent chez les nouveau-nés qui n'ont pas absorbé le premier lait de la sécrétion mammaire. M. le Dr Chalvet a obtenu des résultats analogues de l'emploi de l'eau de Saint-Galmier et de l'eau de Vichy du puits Lardy, qui dans ce cas n'interviennent elles-mêmes qu'à titre d'eau chargée d'une petite quantité de bicarbonate alcalin.

2° *Influence de la nourriture.* — M. Béclard, dans son traité élémentaire de physiologie, pose cette question. Le régime végétal ou le régime animal ont-ils sur la composition ou sur l'abondance du lait une influence marquée? M. Boussingault admet « que la nature des aliments consommés n'en exerce pas une bien marquée, pourvu que les animaux reçoivent les équivalents nutritifs de ces divers aliments. »

Cette manière de voir est exacte peut-être. Cependant j'ai démontré que les proportions relatives de caséum et d'albumine se modifient sous l'influence du régime alimentaire. Voici maintenant une analyse extraite du livre de mon père sur l'agriculture du pays de Caux, et qui prouve qu'une vache nourrie exclusivement avec de la paille et du marc de pommes, c'est-à-dire nourrie d'une façon insuffisante, donnait un lait remarquable par sa pauvreté en lactine et plus encore par la faible proportion de matières protéiques qu'il contenait.

	Lait de vache mal nourrie.	Lait normal.
Beurre	30.97	38.40
Lactine.	49.46	51.85
Caséum et albumine.	19.21	23.82
Sels.	7.95	7.28
Poids du litre de lait à 15. . . .	1029.80	1031.90

La comparaison de ces chiffres nous permet de conclure que la composition du régime alimentaire, suivant qu'il est plus ou moins riche en principes alibiles, exerce une influence plus ou moins marquée sur celle du lait.

De même les résultats consignés dans le tableau suivant

	Lait de femme soumise à un régime :		
	Très-animalisé.	Peu animalisé.	
Beurre. .	27.85	32.87	35.90
Lactine. .	70.48	73.64	79.45
Caséum. .	5.96	0.30	6.21
Albumine	8.31	6.05	
Sels. . .	1.84	1.58	1.78
Eau. . .	885.56	885.56	876.66
	1000.00	1000.00	1000.00

font voir qu'une alimentation riche en matières protéïques fournit un lait riche lui-même en aliments plastiques, tandis que le régime où dominent les féculents donne un lait plus riche en beurre et lactine, c'est-à-dire en aliments respiratoires, si indispensables au développement du nouveau-né. MM. Schübler, Chevallier et Henry, Péligot, Filhol et Joly admettent que la nature des aliments exerce une action marquée sur la quantité et la qualité du lait.

Ainsi donc, non-seulement il faut donner aux nourrices une alimentation abondante, mais encore il faut la choisir! Elle doit se composer d'aliments azotés et féculents et non exclusivement des uns ou des autres. Elle doit être abondante, car MM. Dumas et Boussingault ont fait remarquer, avec juste raison et avec une grande autorité, qu'une nourrice imparfaitement alimentée retire de son propre organisme la graisse et les matières protéiques nécessaires au lait qu'elle sécrète, et que cette circonstance fâcheuse devient pour elle, comme pour son nourrisson, une cause efficiente d'affaiblissement et de débilité.

3° *Influence de l'âge de la nourrice.* — Beaucoup de praticiens se sont occupés de cette question. Bouchut, Chailly, Donné, Levret, Lévy, Mauriceau, etc., enfin en dernier lieu Vernois et Becquerel ont repris la question.

Voici les résultats de 85 observations :

	Sucre.	Caséum.	Beurre.	Sels.
15 à 20 ans.	35.33	55.74	37.38	1.80
20 à 25 —	44.72	38.73	28.21	1.43
25 à 30 —	45.77	36.53	23.48	1.26
30 à 35 —	39.43	42.33	28.64	1.41
35 à 40 —	39.60	42.07	22.23	1.06
Lait normal.	43.64	39.24	26.66	1.38

En comparant les chiffres consignés dans ce tableau, il est permis de conclure que la période qui se rapproche le plus de l'état physiologique est située entre 20 et 30 ans. Mais cependant il n'y a rien d'absolu dans cette règle, car il n'existe pas de raisons sérieuses pour qu'une femme plus âgée, quand elle est forte, vigoureuse et bien portante, ne soit pas une bonne nourrice. Nous avons tous les jours sous les yeux l'exemple du contraire.

D'ailleurs il ne faut pas oublier, et je l'ai déjà fait remarquer, que les analyses de ces savants médecins ayant été faites au saccharimètre pour opérer le dosage de la lactine, elles ne sauraient ici nous fournir des éléments de discussion solidement établis ; car, si l'on examine les chiffres posés, l'on reconnaît que le caséum augmente quand la lactine diminue. Cette connexité ne saurait exister, et les considérations basées sur la physiologie, comme les résultats des expériences de mon père sur le lait de vache, prouvent que la quantité des deux sortes d'éléments augmente dans le lait avec son âge et dans tous les cas sont indépendants l'un de l'autre.

4° *Influence de la constitution de la nourrice.* — L'on admet généralement qu'une constitution forte est un caractère important d'une bonne nourrice. Bouchut, Chailly, Levret, Mauriceau, etc., sont de cet avis. Donné, seul, écrivait dans son livre, « Conseil aux mères, p. 70 : » « La femme la mieux portante et la mieux constituée peut être mal partagée du côté des glandes mammaires et de la sécrétion du lait. » L'exemple que j'ai cité d'une femme dont le lait pauvre en principes protéiques donnait la diarrhée à tous ses enfants confirme cette opinion.

En se basant sur l'analyse chimique, Vernois et Becquerel ont repris la question. Voici les résultats auxquels ils sont arrivés :

	Constitution forte.	Constitution faible.	Lait normal. (Vernois, Becquerel)
Beurre.	25.96	28.78	26.66
Sucre.	32.55	42.88	43.64
Caséum et matières extractives. . . .	28.98	39.21	39.24
Sels	1.32	1.54	1.38
Eau	911.19	887.59	889.08

Disons d'abord ce que ces chimistes entendent par constitution forte et par constitution faible. Dans la première section ils ont classé toutes les nourrices, en général brunes, ayant les muscles développés, le teint frais, un embonpoint modéré et toutes les autres apparences extérieures de la force et de la résistance. Dans la deuxième ont été placées toutes celles qui, à une peau blanche, à des cheveux blonds ou roux, joignent un système musculaire flasque, et chez qui la contractilité musculaire ne se faisait pas énergiquement.

Ce qui frappe, à l'inspection du tableau ci-dessus, c'est que le lait des nourrices présentant une constitution faible se rapproche beaucoup plus de la moyenne normale que celui des nourrices d'une constitution forte. J'ajouterai que j'ai eu moi-même souvent l'occasion de voir des nourrices à teint blanc, aux cheveux blonds et au système musculaire mou, qui donnaient un lait abondant et excellent, puisque les bébés qu'elles allaitaient se développaient dans les meilleures et les plus satisfaisantes conditions. Tel, par exemple, était le cas de la nourrice dont j'ai pu examiner le lait pendant une période de plus de six mois, et à laquelle se rapportent les résultats de mes analyses consignées précédemment (p. 55).

5° *Influence de la couleur des cheveux.* — Donné dans son cours de microscopie, p. 394, n'admet pas de différence entre les brunes et les blondes ; Devergie est du même avis ; moi-même, je le répète, j'ai rencontré parmi les nourrices des blondes dont le lait était supérieur à celui des brunes. MM. Vernois et Becquerel conseillent cependant celui des dernières, parce que, disent-ils, il se rapproche davantage de la composition du lait normal, et en outre il l'emporte sur le lait des femmes à cheveux blonds, quand on vient à le comparer à lui élément par élément. Pour moi, je trouve cette conclusion beaucoup trop affirmative, et je suis convaincu que si l'on avait tenu compte de l'influence du régime l'on aurait trouvé que les brunes et les blondes, les rouges mêmes, donnent un lait excellent quand elles sont les unes et les autres convenablement et copieusement nourries.

6° *Influence du nombre des enfants.* — Voici les résultats consignés par MM. Vernois et Becquerel dans leur important travail :

	Primipare.	Multipare.
Beurre.	25.66	27.01
Sucre.	44.14	46 82
Caséum et matières extractives. . . .	39.46	39.27
Sels.	1.39	1.37
Eau.	889.35	885.53

Ces deux savants font remarquer que le lait des nourrices primipares est plus conforme à l'état normal. Cependant j'admets, avec M. Bouchut, mais en me basant sur des idées d'un autre ordre, que le lait des nour rices multipares est préférable, puisque, tout en ne contenant pas davantage de matières protéiques, il est plus riche en aliments respiratoires si nécessaires pour l'accomplissement des fonctions vitales et pour l'entretien de la caloricité du nouveau-né.

La question ne me paraît pas cependant complètement résolue; pour y arriver, il faudrait étudier les variations de composition qu'éprouverait le lait de la même femme après chaque accouchement. C'est une question que je me propose de résoudre plus tard.

7° *Influence du moral.* — Tous les médecins admettent aujourd'hui que les impressions morales ont une influence marquée, qui n'est pas toujours appréciable à l'analyse chimique, mais que ses effets physiologiques rendent bien évidente.

Un esprit calme, paisible, débarrassé de toute préoccupation, est favorable à la nourrice et au nourrisson. Les passions déprimantes, au contraire, crainte, colère, ennui, etc., diminuent et peuvent même arrêter la sécrétion lactée. Dans tous les cas, l'enfant qui l'absorbe en est incommodé, et peut même, dans certains cas, éprouver les accidents les plus graves, ainsi que le font voir les faits décrits par Burdach, Casper, Combe, Esquirol, Goussail, Petit-Radel, Wardrap, etc. Selon MM. Chevallier et Henry, le Dr Meslier, médecin d'une dame qui allaitait un enfant très-bien portant, vit, à la suite d'une affection morale profonde survenue à la mère, l'enfant éprouver des accès épileptiformes : le lait était devenu très-acide.

8° *Influence du repos et de la fatigue, du froid et de la chaleur.* — Lyon Playfair a fait voir que les animaux soumis au repos fournissent un lait plus chargé en beurre que ceux qui sont en liberté ; l'explication de ce fait est des plus simples ; en effet, sous l'influence de l'exercice, notre respiration est plus active et par suite nous brûlons une plus forte quantité des aliments respiratoires apportés dans notre organisme par l'alimentation.

L'influence du froid ou de la chaleur a une explication analogue. En effet, dit Lebig, dans ses lettres sur la chimie : « Plus nous sommes chaudement, plus notre appétit diminue, parce que la déperdition de chaleur étant moindre, nous avons besoin d'une moindre quantité de nourriture pour remplacer le calorique perdu. »

9° *Influence de la gestation.* — Chailly, Natalis Guillot, Levret, Mauriceau, etc., prétendent que l'allaitement pendant la gestation est une très-mauvaise chose. Sibaldi prétendait qu'un pareil lait rendait les enfants rachitiques ; mais cette opinion a été démontrée tout à fait erronée par Joubert, Lamotte, Paros, Van Swieten, etc. Cependant, je ne la considère pas comme tout à fait fausse en me basant sur l'analyse citée plus bas qui nous montre un lait très-peu riche en phosphate de chaux.

Dans ses commentaires sur Boerhaave, Van Swieten admet qu'une femme peut allaiter dans le cas de grossesse, il parle même de femmes, ayant nourri jusqu'au jour de leur accouchement, sans que leurs enfants aient paru en être incommodés. Du reste, le même fait s'observe souvent dans les campagnes, où les enfants sont généralement forts et vigoureux, M. Horteloup, médecin en chef de l'Hôtel-Dieu, a eu en 1852 un exemple analogue dans son service.

Quant à moi, s'il m'est permis d'émettre mon opinion, je dirai que l'allaitement pendant la gestation est souvent chose fâcheuse, parce que pour le mère il devient une cause d'épuisement, auquel une alimentation riche ne remédie pas toujours, et que pour le petit être il présente l'inconvénient de mettre à sa disposition un produit anormal.

En effet, d'après quelques analyses qu'il m'a été possible d'exécuter sur des laits fournis par des femmes en état de gestation, je puis représenter la composition de ces laits par la moyenne suivante, se rapportant à une grossesse de quatre mois environ :

Beurre.	38.44
Lactine.	66.27
Matières protéiques.	26.44
Sels..	1.54
Eau	867.31
	1000.00

Ce lait est moins riche en lactine et en sels que le lait normal, et dans les sels le phosphate de chaux, — cet élément si indispensable au développement du squelette du petit être, — est en bien plus petite quantité.

Dans de pareilles conditions, et lorsque l'on veut quand même continuer l'allaitement, il est utile d'administrer du phosphate de chaux à l'élève. La dose quotidienne doit osciller entre 25 et 50 centigrammes.

La plupart des médecins admettent que les rapprochements sexuels peuvent avoir lieu, sans inconvénient pour la santé de l'enfant, pourvu toutefois qu'ils ne soient pas trop souvent répétés. Il me semble que cela est conforme aux lois de la nature, qui ne peut pas avoir voulu prohiber la création de nouveaux êtres, tandis que s'élèvent ceux qui se sont assis avant eux au grand banquet de la vie.

10° *Influences pathologiques.* — Donné est l'un des premiers savants qui se soient occupés des modifications, que peut éprouver le lait sous l'influence des maladies. Bouchut admet, en termes vagues, que la plupart des affections morbides, déterminent la pauvreté du lait, MM. Vernois et Becquerel ont repris la question.

Voici les résultats auxquels ils sont arrivés :

Composition du lait dans les affections fébriles aiguës (19 *cas*).

	Minimum.	Maximum.	Moyenne.	Lait normal.
Beurre.	5.14	56.37	29.86	26.66
Lactine	19.50	48.71	33.10	43.64
Matières protéiques.	34.62	66.26	50.40	39.24
Sels.	0.67	6.95	1.73	1.38
Eau.	869.22	911.34	884.91	889.08

Composition du lait dans les affections chroniques (27 *cas*).

	Minimum.	Maximum.	Moyenne.	Lait normal.
Beurre.	6.90	73.05	32.57	26.66
Lactine.	30.38	57.98	43.37	43.64
Matières protéiques. .	12.70	47.49	37.06	39.24
Sel	0.61	3.38	1.50	1.38
Eau.	832.96	823.58	885.50	889.08

La comparaison des chiffres relatifs aux affections chroniques et aiguës avec ceux qui représentent la composition du lait normal pour une moyenne de 89 analyses permet de dire que dans les affections

	Aiguës.	Chroniques.
Densité.	diminue légèrem^t.	diminue légèrem^t.
Quantité de matières solides. .	augmente,	augmente.
Proportion du beurre.	augmente,	diminue.
— de la lactine. . . .	diminue beaucoup,	reste normale.
— des mat. protéiques.	augmente,	diminue.
— des sels.	augmente,	diminue.

Il est bien regrettable que les analyses de MM. Becquerel et Vernois laissent tant à désirer au point de vue du dosage de la lactine, car elles conduisent à des conclusions très-sérieuses qui prennent une importance encore plus considérable si l'on examine ce qui se passe dans les affections aiguës de l'utérus.

Mon père a eu l'occasion de fixer son attention sur ce point important de l'histoire de la lactation. Voici comment il s'exprime à cet égard dans une note insérée à la page 255 de son livre sur l'agriculture du pays de Caux :

« Dans le lait normal provenant d'un animal en bonne santé, la proportion de lactine ne descend jamais au-dessous de 48 grammes par kilogramme, ou de 50 grammes par litre. Dans certaines maladies graves des organes de la génération, cette proportion peut s'abaisser considérablement. L'exemple le plus remarquable de cette modification m'a été présenté par une vache qui avait été sortie trop tôt de l'étable et abandonnée au paturage par une température froide et un vent très-vif, 85 jours après son vêlage. A la sortie de l'étable, elle donnait par jour 12 litres de lait normal, mais après trois jours de séjour dans les champs, la sécrétion lactée était arrêtée, puisque la bête n'en donnait plus que 200 grammes par vingt-quatre heures, et cette quantité contenait seulement 3 gr. 60 de lactine, ce qui équivalait à 18 gr. 46 par litre. Six jours plus tard, grâce à l'action d'une saignée, aidée d'un régime approprié, la sécrétion se rétablissait ; le volume de lait obtenu était déjà de 4 litres, et il contenait déjà aussi par chaque litre 48 gr. 19 de matière sucrée. J'ai vu des vaches donner un lait rose (mélangé de sang) par suite d'une affection des organes de la génération, et ce lait ne contenait que 34 à 48 grammes de lactine par kilogramme. »

Au reste, voici les résultats de l'analyse faite sur les 200 gr. de lait. Les résultats sont rapportés à l'hectogramme.

Beurre. . . .	8.320
Lactine. . . .	1.804
Caséum. . . .	3.007
Albumine. . .	1.959
Sels	1.002
Eau..	83.908
	100.000

Pour mon père la conclusion à laquelle il était arrivé dès le mois de mai 1858, avait déjà été provoquée par suite de circonstances dans lesquelles il lui avait été donné, un an auparavant, de suivre le lait de plusieurs vaches soumises en sa présence à la castration.

Souvent — pas toujours — à la suite de l'ovariotomie pratiquée par la méthode Charlier sur les vaches laitières, la sécrétion mammaire se ralentit pour reprendre bientôt une nouvelle activité, et pendant ce ralentissement la proportion de la lactine s'abaisse considérablement.

J'ai pu, de mon côté, recueillir des observations publiées déjà dans les *Annales de gynécologie,* mai 1874, p. 400, et qui établissent d'une façon certaine qu'il y a diminution de lactine dans les affections de l'utérus et pendant la menstruation.

J'ai étudié le lait produit sous l'influence de la menstruation pendant les hemorrhagies utérines et la leucorrhée. Voici les résultats de mes analyses.

MENSTRUATION (3 CAS).

Le lait a été examiné, dans chacun de ces cas, six ours avant l'apparition des règles :

	N° 1.	N° 2.	N° 3.
Beurre......	32.24	28.56	37.24
Lactine.....	68.25	69.31	69.75
Caséum ..... / Albumine...	20.20	16.75	18.40
Sels	1.90	1.74	1.82
Eau	877.41	883.64	872.79

Pendant la menstruation :

	N° 1.	N° 2.	N° 3.
Beurre	27.45	30.32	33.15
Lactine.....	65.46	65.15	64.42
Caséum..... / Albumine ...	21.34	17.21	19.10
Sels........	1.98	1.80	1.89
Eau........	883.77	885.52	881.44

Six jours après la disparition de l'écoulement menstruel :

	N° 1.	N° 2.	N° 3.
Beurre......	29.41	29.24	35.54
Lactine	69.15	68.87	68.95
Caséum..... / Albumine...	20.90	16.47	16.27
Sels........	1.89	1 28	1.8[illegible]
Eau........	878.65	883.60	877.72

Il résulte de l'inspection de ces tableaux que la diminution de la lactine existe pendant la durée de la menstruation, pour reprendre ensuite son cours normal. Les matières albuminoïdes éprouvent au contraire une petite augmentation.

Cette variation dans la composition du lait, considéré au point de vue chimique pendant la menstruation, jointe sans aucun doute à une modification dans le mode d'élaboration des principes protéiques sécrétés, permet de concevoir et d'expliquer les indispositions ou au moins les troubles fonctionnels que l'on observe sur la plupart, sinon sur tous les enfants allaités par les nourrices chez lesquelles le cours des règles est rétabli.

HÉMORRHAGIE UTÉRINE (1 CAS).

	N° 1.	N° 2.
Beurre.....	33.45	30.24
Lactine.....	62.26	67.86
Caséum..... / Albumine...	19.27	18.15
Sels........	1.68	1.71
Eau........	883.34	882.04

Cette observation eût été complète s'il m'avait été possible de faire une analyse avant la maladie ; mais les résultats consignés dans le n° 2, obtenus trente-quatre jours après l'hémorrhagie, quand la femme paraissait complètement guérie, indiquent une augmentation de lactine.

J'ai eu aussi l'occasion d'examiner le lait d'une femme qui depuis huit jours éprouvait une perte très-abondante. L'enfant était magnifique, gros, avec des chairs fermes, mais il pâlissait depuis la maladie de sa mère. Je n'ai pu que doser la lactine dont la proportion était descendue à 62 gr. 96 pour 1000 de lait.

LEUCORRHÉE CHRONIQUE (1 CAS).

	25 octobre.	3 novembre.	15 novembre.	Moyenne.
Beurre.....	28.25	27.46	30.22	28.64
Lactine.....	65.24	63.66	67.12	65.34
Caséum... / Albumine..	18.14	17.12	17.87	17.71
Sels........	1.84	1.78	1.80	1.80
Eau.......	886.53	889.98	882.99	886.51

La lactine se trouve encore là en quantité plus faible

qu'a l'état physiologique ; mais la somme des éléments protéiques ne semble pas avoir été affectée d'une façon bien appréciable.

MÉTRITE DU COL UTÉRIN ET VAGINITE AIGUE.

Il résulte de l'inspection des quatre analyses faites par MM. Vernois et Becquerel dans ces maladies, que la lactine existe en plus petite quantité qu'à l'état physiologique, tandis que les matières protéiques sont plus abondantes.

En résumé, nous pouvons formuler la conclusion suivante : *chaque fois qu'une affection existe du côté de l'utérus, il y a diminution de la lactine dans le lait.*

Les affections des organes de la reproduction ne sont peut-être pas les seules qui amènent ce changement dans la constitution du lait. Au moins dans un cas où la nourrice accouchée le 28 août avait été atteinte d'une pleurésie quatre mois avant la naissance de son enfant et alors que le sommet droit était encore dans un état douteux, j'ai trouvé à son lait la composition suivante :

	42e jour.	47e jour.
Beurre	28.95	28.91
Lactine.....	65.48	65.61
Caséum	21.39	19.51
Albumine ..	15.42	13.31
Sels........	2.80	2.50
Eau........	866.00	870.16
	1000.00	1000.00

La proportion de la lactine était, comme on le voit, en voie d'augmentation et celle des matières protéiques en voie de diminution. Il est donc permis de croire que sous l'influence des altérations du poumon le lait demande, chez la femme, un certain temps après l'accouchement pour acquérir des qualités normales ; car voici encore les résultats d'une analyse opérée sur la sécrétion lactée d'une femme atteinte des mêmes accidents que la précédente, et dont l'enfant très-délicat et de faible constitution était âgé de 33 jours.

Beurre.	34.27
Lactine.	67.48
Matières protéiques.	17.85
Sels.	2.40
Eau.	878.00
	1000.00

Si la diminution de la lactine est chose fréquente, son augmentation anormale est beaucoup plus rare. J'ai eu une fois l'occasion de rencontrer un lait exceptionnellement riche en cette matière sucrée ; il était sécrété par une femme âgée de 30 ans, dont la santé était ordinairement bonne, mais qui était entrée à l'hôpital pour de violentes douleurs de tête. Son enfant paraissait bien se trouver du produit qu'il prenait à sa mamelle et qui offrait la composition suivante :

Beurre.	51.40
Lactine.	77.27
Caséum.	6.74
Albumine.	14.64
Sels.	2.35
Eau.	847.60
	1000.00

Maintenant, pour clore ce chapitre, il me reste à exposer les résulats que j'ai obtenus dans l'analyse du lait sécrété par des femmes en bonne santé, et dont les nourrissons étaient eux-mêmes dans un état aussi satisfaisant qu'on pouvait le désirer.

	I.	II.	III.	IV.	V.	VI.	VII.
Age du lait. .	85 j.	214 j.	10 j.	117 j.	46 j.	62 j.	49 j.
Beurre. . . .	28.76	35.90	35.90	48.51	57.34	28.91	26.74
Lactine. . . .	72.78	72.37	59.89	71.18	74.53	67.49	70.24
Caséum. . . .					3.46		12.54
Caséum. . . . Albumine. . .	14.73	6.21	23.67	18.71		21.60	
Albumine. . .					15.59		9.75
Sels.	1.90	1.66	2.04	1.70	1.88	2.00	2.04
Eau.	881.83	883.86	878.50	859.90	847.20	880.00	878.69
	100000	100000	100000	100000	100000	100000	100000

Enfin, voici les chiffres que je me crois autorisé à poser pour représenter la composition moyenne du lait de femme :

Beurre.	36.79
Lactine.	71.10
Caséum. . . . . Albumine.	17.05
Sels.	2.04
Eau.	873.02
	1000.00

La proportion des matières protéiques est peut être un peu faible, parce que j'ai fait entrer dans l'établissement des moyennes la composition du lait inscrit sous le n° 2 au tableau précédent, et celle de deux échantillons produits sous l'influence du régime peu animalisé (page 58), parce que ces trois femmes nourrissaient et nourrissent habituellement des enfants qui se portent admirablement bien. Si l'on faisait abstraction de ces laits, la moyenne des matières protéiques s'élèverait à 21.10. La moyenne générale 19.00 admise dans le dictionnaire de chimie pure et appliquée, est assez exactement égale à la moitié des deux nombres qui viennent d'être posés.

D'après ce qui vient d'être dit, l'on voit, quand l'allaitement maternel n'est pas possible, que le choix d'une nourrice présente de bien grandes difficultés, en même temps qu'il coûte fort cher et cause toujours de nombreux ennuis. Aussi arrive-t-il souvent qu'on y substitue l'élevage au biberon qui est un excellent système lorsqu'il est fait avec intelligence ; mais, dans ce cas encore, il faut que la mère donne le sein à son enfant le plus longtemps possible ; car, comme on l'a vu précédemment, ils bénéficient l'un et l'autre de cette manière d'agir.

Quelle est la quantité de lait nécessaire à l'enfant privé du sein ? Natalis Guillot est le premier qui se soit occupé de ce sujet, mais M. le Dr Bouchard, dans sa thèse inaugurale, a repris la question, et est arrivé à d'autres résultats qui doivent être considérés, comme se rapprochant beaucoup de la vérité, puisque leur exactitude vient d'être contrôlée tout dernièrement par MM. les docteurs Labric, Parrot et Siredey.

La quantité de lait prise en 24 heures, par un enfant, depuis sa naissance jusqu'à neuf mois, s'exprime alors ainsi :

1er jour.	30	grammes.
2e — —	150	—
3e — —	460	—
Après le 1er mois.	650	—
— 3e —	750	—
— 4e —	850	—
— 6e à 9e —	950	—

Ces chiffres ne sont que des moyennes, ils n'ont donc

rien d'absolu : il est même bien évident qu'ils ne seraient pas suffisants pour certains enfants. Cependant MM. Labric, Parrot et Siredey, dans un rapport à la Société médicale des hôpitaux (Séance du 13 février 1874), admettent :

Pour le 1er mois......	300 gr. de lait
— 2e, 3e, 4e, 5e....	600 —
— 6e et suivants....	800 —

Voici, maintenant, la façon dont l'allaitement artificiel est pratiqué dans les hôpitaux de Paris :

1° Enfants âgés de moins de 1 mois.

Lait..............	0 l. 300
Vermicelle, semoule, farine.	10 grammes.
Sucre............	30 —

2° Enfants âgés de 1 mois à 1 an.

Lait..............	0 l. 500
Pain blanc...........	50 grammes.
Vermicelle, etc........	30 —
Sucre.............	50 —

Les savants praticiens qui viennent d'être nommés, font remarquer, avec juste raison, que l'attribution aux enfants de tout âge d'une certaine quantité d'aliments autres que le lait, n'a qu'une médiocre importance pendant le premier mois, puisque le lait étant en quantité suffisante, les autres substances, vermicelle, semoule, farine, peuvent être supprimées et doivent même l'être, attendu qu'elles *sont très-nuisibles à l'enfant.* Mais il n'en est plus ainsi pour les quatre mois qui suivent, le lait ne se trouvant plus en quantité suffisante et le bébé n'étant pas capable cependant de digérer encore des aliments solides, des affections fort graves du tube digestif sont inévitables dans le cas où l'on a recours à la seconde formule ; et d'un autre côté, si l'on supprime dans celle-ci le pain et le vermicelle, l'enfant n'étant pas assez nourri dépérira. Aussi, proposent-ils, pour les enfants du premier âge, les rations suivantes :

Première classe :	Enfants de moins de 1 mois.	
—	Lait.	0 l. 300
—	Sucre	30 gr.
Deuxième classe :	Enfants de 2 à 5 mois.	
—	Lait. . . . . . , . . .	0 l. 600
—	Sucre..	40 gr.
Troisième classe :	Enfants de 6 mois à un an.	
—	Lait.	0 l. 700
—	Fécule, farine, pain.	100 gr.
—	Sucre	50

Le lait de vache étant celui dont on se sert généralement, dans l'allaitement artificiel, je crois devoir à mon tour indiquer ici les modifications qu'il faut lui faire subir, pour qu'il se rapproche le plus possible du lait de femme, au point de vue chimique du moins.

Voici les termes de comparaison :

	Composition moyenne du lait de :	
	Femme.	Vache.
Beurre.	3.68	3.72
Lactine.	7.11	5.03
Matières protéiques. .	1.70	2.31
Sels.	0.20	0.71
Eau	87.31	88.23
	100.00	100.00

Ces chiffres étant admis, l'on voit que les matières protéiques sont sensiblement d'un quart plus abondantes dans le lait de vache. C'est donc par rapport à elles que la formule doit être établie, puisque, seules, elles constituent l'aliment plastique du lait, et que ne pouvant être remplacées par aucun ingrédient, elles déterminent elles-mêmes la valeur de la matière que l'enfant doit ingérer pour trouver sa subsistance.

Pour obtenir avec le lait de vache un aliment qui soit équivalent par sa richesse en caséum et en albumine réunis, à celui que l'enfant reçoit quand il suce le téton de sa mère ou de la nourrice, il faut employer un mélange formé de

Lait de vache.	3 parties, soit	0 l. 75
Eau.........	1 —	0 25

Mais ce mélange est trop pauvre en beurre et en lactine, puisqu'il n'en contient pour 100 que les proportions suivantes :

Beurre.... .	2.79	au lieu de	3.68
Lactine.....	3.77	—	7.11

Je ne me préoccupe pas des sels, car ils sont beaucoup plus abondants dans le lait de vache.

Il est facile de remplacer la lactine qui manque, à l'aide du sucre ou du miel et le beurre, lui-même peut être donné par le lait de vache dont on doit se servir; si l'on prend la précaution de séparer ce lait, après une ou deux heures de repos, en deux partie inégales, soit par un soutirage, soit par l'enlèvement des couches supérieures au moyen d'une cuiller, de telle façon que l'une des fractions, la première, que l'on utilise, égale aux trois quarts du volume primitif, soit chargée de toute la matière grasse, tandis que l'autre, que l'on délaisse, complétant le quatrième quart, se trouve pour ainsi dire tout à fait dépouillée de crème.

Guidé par ces considérations, je propose pour l'alimentation des enfants, avec le biberon, la formule suivante:

Lait de vache normal, *non bouilli*, chargé de toute la matière grasse contenue habituellement dans le volume d'un litre........................	0 l. 75
Eau fraîche, *non bouillie*, tenant en dissolution 35 gr. de sucre..................................	0 25

En opérant le mélange de ces deux liquides, l'on obtiendra un litre de lait dont la valeur alimentaire est égale à celle d'un pareil volume de lait de femme.

Cette formule diffère de la suivante donnée par M. Coulier dans le Dictionnaire des sciences médicales:

Lait de vache pur. ..	6.00
Crême............	0.13
Eau...............	3.40
Sucre de lait........	0.15
Phosphate de chaux..	0.015

Mais ce mélange ne saurait donner un produit agréable, ni de bonne nature, car la crème ne peut être recueillie sous le volume indiqué que lorsqu'elle s'est agrégée en une membrane déjà consistante sur la surface du lait. Elle devient donc une cause de coagulation facile et accélérée pour le liquide dans la composition duquel on la fait entrer. D'un autre côté, le sucre de lait, tel qu'il est livré par le commerce, est loin d'être pur, et comme il n'est alors qu'un produit sur la valeur duquel l'on ne saurait compter, l'on ne doit pas songer à l'employer. Enfin l'addition du phosphate de chaux ne me paraît pas bien nécessaire, si ce n'est dans des circonstances exceptionnelles, puisque le lait de vache est beaucoup plus riche que celui de femme en ce sel qui sert de base à la constitution des os.

La formule que je propose est rationnelle; elle donne un produit peu coûteux, facile à obtenir, et doué de qualités qui le rendent d'autant plus précieux que sa digestion et son assimilation sont mieux assurées que celles du lait qui a été soumis à l'ébullition .

En effet les matières protéiques soumises à la décoction subissent une transformation moléculaire qui les rend plus résistantes à l'action du suc gastrique, et par conséquent les rend susceptibles de provoquer des troubles de la digestion toujours préjudiciables aux jeunes enfants.

Il y a plus même : comme le lait de vache renferme plus de caséum que d'albumine, tandis que dans le lait de femme l'écart est beaucoup moins grand, et comme le caséum est plus résistant aux sucs de l'estomac que l'albumine, je conseille de n'offrir aux très-jeunes enfants qu'un liquide préparé conformément à cette nouvelle formule :

Lait de vache normal, *non bouilli*, chargé de toute la matière grasse contenue habituellement dans le volume d'un litre	0 l. 50
Eau fraîche, *non bouillie*, tenant en dissolution 40 à 50 gr. de sucre blanc..........................	0 50

Le mélange est alors moins riche en matières protéiques que le lait de femme, il contient :

Beurre	3.70
Matières sucrées . . .	7.10
Matières protéiques. .	1.16
Sels..	0.35
Eau..	88.69
	100.00

Il est admirablement supporté par tous les enfants, même par les plus jeunes. La seule précaution à prendre c'est de ne préparer le mélange qu'au fur et à mesure du besoin, et à l'échauffer légèrement au moment de l'administrer, en plongeant pendant quelques instants dans l'eau tiède le biberon dans lequel on le renferme pour l'offrir au nourrisson.

L'on comprend que les deux formules que j'ai l'honneur de proposer sont modifiables avec la composition du lait de vache employé, et avec l'âge de l'enfant; l'on peut toujours satisfaire les exigences physiologiques de celui-ci, en augmentant la proportion du lait de vache, et la richesse en beurre et en sucre.

Je m'appuie, pour présenter la seconde formule, sur cette considération que le lait de beaucoup de femmes ne renferme pas plus de matières protéiques que le mélange qu'elle produit, et sur cette autre considération que les laits fournis par trois femmes qui allaitaient des enfants très-bien portants ne contenaient que 0.621 à 0.635 de matières azotées.

Dans tous les cas j'ai recommandé quelquefois l'usage de ces mélanges, et j'ai eu la satisfaction de voir, sous l'influence de l'un comme de l'autre, des enfants arrivés à un degré très-grand d'amaigrissement, et de faiblesse extrême (conséquences ordinaires de la diarrhée verdâtre), se rétablir rapidement; alors même, le second mélange, donné d'abord, était mieux toléré que le premier et réussissait mieux.

On conseille souvent de couper le lait donné aux jeunes enfants avec de l'eau de gruau, de riz ou d'orge. Cette pratique me paraît condamnable sous plus d'un rapport.

D'abord les graines des graminées qui viennent d'être indiquées cèdent fort peu de chose à l'eau dans laquelle on les fait bouillir, et ils ne sauraient suffire à lui donner une valeur alimentaire de quelque importance. Mais les principes muqueux, mucilagineux qu'ils lui cèdent, joints à l'élimination de l'air qui résulte de l'ébullition, lui donnent des qualités plutôt nuisibles qu'utiles puisqu'ils le rendent pesant à l'estomac. L'emploi de ces eaux troubles présente encore un très-grand inconvénient; on les considère, bien à tort, comme très-nutritives, et l'on en conclut que l'on peut amoindrir la proportion de lait pour les donner en plus grande proportion; alors il n'est pas rare de voir les enfants dépérir, et comme l'on attribue ce dépérissement au lait qui serait mal supporté, l'on arrive à ne donner que de l'eau de gruau, d'orge ou de riz, mais surtout de l'eau de gruau, et on le fait tant et si bien que l'enfant épuisé meurt de faim.

On conseille aussi l'adjonction de la gomme; je ne saurais davantage approuver cette manière d'agir, la gomme n'est point douée au même titre que le sucre des qualités qui doivent être inhérentes aux aliments respiratoires, et dans tous les cas le sucre mérite la préférence.

Ce qu'il faut donner aux enfants:

C'est un aliment liquide, saturé d'air, comme l'est le lait normal; chargé comme lui d'une petite quantité d'acide carbonique libre; contenant des matières grasses et sucrées propres à assurer la calorification de l'être qui les consomme, — et des matières protéiques avec des sels propres à assurer sa nutrition et son développement.

Toutes ces qualités se trouvent réunies au plus haut degré dans les mélanges, dont j'ai donné la formule; leur emploi, j'en ai acquis la certitude par l'expérience, sera toujours couronné de succès.

ALLAITEMENT ANIMAL.

On y a rarement recours, et pour le cas où il est mis en pratique, c'est ordinairement la chèvre qui est prise pour nourrice.

La composition de son lait est cependant différente de celui du lait de femme, ainsi que le montre les chiffres suivants qui ont été déjà posés précédemment :

Beurre.	4.20
Lactine.	4.00
Matières protéiques. .	3.70
Sels..	0.56
Eau	87.54

Comme on le voit, ce lait est moins riche en lactine et contient au contraire plus de matières protéiques que celui de femme. Aussi, je suis d'avis, en me basant sur l'analyse et sur l'expérience des faits, que ce mode d'allaitement, surtout chez les jeunes enfants, doit être complètement prohibé, car il amène très-souvent des accidents du côté du tube digestif. On ne peut y avoir recours que lorsque les enfants ont déjà accompli plus de la moitié de leur première année. Cependant certains praticiens le préfèrent à l'allaitement artificiel, parce que, selon eux, en l'adoptant on se rapproche davantage de l'allaitement maternel ! C'est une erreur, l'emploi rationnel du lait de chèvre ne peut être fait que dans des conditions similaires à celles qui président à celui du lait de vache, dont il se rapproche par sa constitution.

Les formules que j'ai proposées pour l'administration du dernier de ces laits conviennent bien pour celui de chèvre; mais comme il est plus riche en matières protéiques que le précédent, on doit l'étendre d'un plus grand volume d'eau et par conséquent le sucrer aussi davantage, tout en prenant la précaution de l'enrichir en matières grasses par la méthode si simple et si pratique que j'ai indiquée.

Du lait de chienne. — Dans ces derniers temps, l'on a préconisé le lait de chienne dans les cas de rachitisme chez les enfants. Son influence heureuse serait due, d'après ceux qui le préconisent, à la grande quantité de principes salins qu'il contient et qui seraient formés principalement de phosphate de chaux. Les conclusions des Drs Renaud et Pigeon de Fourchambault ne sont pas justifiées, car en opérant sur tout autre lait que celui de femme, mais différent de celui de chienne, ils seraient arrivés à des résultats identiques.

Allaitement mixte. — L'allaitement mixte est l'allaitement maternel incomplet, c'est-à-dire qu'il se compose de l'allaitement maternel et de l'allaitement artificiel alternés. On y a très-souvent recours et avantageusement pour la mère et pour l'enfant.

Ce que j'ai dit de chacun des deux allaitements qui le composent me dispense d'insister davantage.

DES MODIFICATIONS DU LAIT PAR LES MÉDICAMENTS OU DES LAITS MÉDICAMENTEUX.

Parmentier et Deyeux, dans leur remarquable travail

que j'ai eu déjà l'occasion de signaler plusieurs fois, avaient indiqué ce fait important que certaines substances végétales pouvaient modifier la couleur, l'odeur, la saveur du lait. Guidés par ces considérations et par des idées physiologiques, certains médecins, et notamment le Dr Labourdette, ont pensé qu'en administrant des matières minérales aux animaux en état de lactation il serait possible d'obtenir des *laits médicamenteux* et que par suite l'on aurait là un moyen de *traitement indirect* des enfants à la mamelle.

L'idée théorique une fois admise, de nombreuses expériences ont été entreprises, en France et en Allemagne, pour en vérifier l'exactitude. Aussi, aujourd'hui, depuis les travaux et les observations de MM. Swediaur, Bertin, Biett, Cullerier, Lebreton, Peligot, Chevallier, Henry, etc., le passage des médicaments dans le lait et comme conséquence l'existence des laits médicamenteux est-elle mise hors de doute. Cependant, certaines substances n'ont pu être retrouvées dans ce liquide après leur administration, tandis qu'il en est d'autres dont la présence reste douteuse. Résumons donc l'état actuel de la question.

Antimoine. — Lewald a opéré sur l'émétique et sur le soufre doré ; le premier de ces corps passe plus facilement que l'autre dans le lait, mais il disparaît aussi plus rapidement. En effet, quatre-vingts heures après l'administration de l'émétique (0 gr. 20), ce sel n'existait plus, tandis que le soufre doré se retrouvait encore cinq jours après l'administration.

Arsenic. — Administré à l'état de liqueur de Fowler (25 gouttes à une chèvre), il passe rapidement dans le lait. Cinq à dix-sept heures suffisent, d'après Lewald, mais au bout de soixante heures tout est éliminé. M. Hertwig prétend que l'arsenic, administré à des doses élevées à des vaches comme moyen de traitement, peut amener l'empoisonnement de la viande.

Bismuth. — Donné à l'état de sous-nitrate, il passe assez rapidement dans la sécrétion lactée, mais en petite quantité, d'après Lewald, tandis que, selon MM. Chevallier et Henry, il y passe en très-grande quantité.

Fer. — Quand on administre des préparations contenant ce métal à des laitières, il passe aussi dans leur lait, ainsi que le démontrent les analyses de MM. Lewald, Marchand, Chevallier et Henry, Rombeau et Roseleur ; seulement ce corps se montre et disparaît d'autant plus rapidement qu'il est plus soluble. Harnier et Simon prétendent, au contraire, qu'ils n'ont pu trouver de traces de ce passage ; cela n'est pas croyable, puisque les cendres du lait normal contiennent toujours parmi leurs éléments constitutifs du phosphate de fer.

Pour moi, l'élimination de ce métal est bien évidente, en effet, j'ai pu examiner le lait d'une femme soumise au tartrate de fer depuis trois semaines et dont voici le composition :

Beurre.	38.93
Lactine.	69.97
Caséum.	6.29
Albumine.	9.41
Sels	1.40
Eau	874.00

30 grammes de ce lait ont été évaporés, puis le résidu ;

soumis à la calcination dans une capsule de platine, a été traité par l'acide nitrique bien pur; la solution, étendue de quelques gouttes d'eau distillée, a été traitée par le sulfocyanure de potassium, qui a fait naître une coloration rouge de sang. Un autre lait, traité par le même réactif, mais qui était fourni par une femme non soumise au traitement ferrugineux, ne m'a rien donné sur le moment; cependant, au bout de quelques instants, la coloration rouge s'est développée, mais moins intense que dans le cas précédent.

Mercure. — La question a été longtemps controversée. MM. Peligot, Chevallier, Henry et Harnier n'ont pu retrouver le mercure dans le lait des animaux soumis au traitement mercuriel; mais, d'un autre côté, M. Lewald et M. Personne ont constaté la présence de ce métal.

Voici le procédé délicat d'analyse suivi par M. Personne, qui permet de constater facilement la présence du mercure dans le lait des animaux soumis à un traitement mercuriel : 1° Faire passer un courant prolongé de chlore à froid jusqu'à séparation de la matière caséeuse, qui devient friable; 2° filtration; 3° élimination du chlore en excès par l'acide sulfureux ou un sulfite; 4° précipitation par l'acide sulfhydrique, qu'on effectue dans un flacon bouché; 5° laver plusieurs fois par décantation; 6° sécher le précipité au bain-marie dans une capsule; 7° l'introduire dans un tube bouché peu fusible, le recouvrir de chaux vive, après avoir étiré le tube en V fin; 8° chauffer au rouge, en commençant par la chaux et finissant par le précipité; 9° produire des taches sur des lames d'or, qui doivent disparaître par la chaleur.

Plomb. — MM. Falke et Lewald ont fait voir que ce métal, administré à l'état d'acétate, passait dans le lait, et, de plus, ils ont constaté la continuation du passage des composés saturnés durant quelques jours, même après avoir cessé de les administrer.

Zinc. — MM. Chevallier et Henry, Lewald, Harnier ont vu que ce métal, à l'état d'oxyde, passe rapidement dans le lait ; mais, de même que le fer, il en disparaît rapidement.

Iode et iodures, brôme et bromures. — MM. Langhlin, Peligot et Lewald ont démontré que les iodures passent aussi dans le lait. Le dernier de ces chimistes a même donné quelques détails curieux. Administré, en effet, pour la première fois en dissolution alcoolique à l'état de sel, il ne se révèle qu'au bout de quelques jours; mais alors, si on l'administre de nouveau, au bout de quatre heures on peut en constater la présence, et il persiste pendant plusieurs jours après qu'on a cessé l'administration. De plus, l'iodure ne se trouve jamais dans le sérum, mais seulement dans le caséum.

Sels. — Tous les chimistes admettent que le carbonate et le bicarbonate de soude, le chlorure de sodium, le sulfate de soude et de magnésie, etc., passent dans le lait. Suivant les travaux de MM. Chevallier et Henry, confirmés depuis par ceux du chimiste allemand, Marchand, le nitrate de potasse et les sulfures alcalins font exception. Ce dernier chimiste assure que les sels à acide organique passent dans le lait à l'état de carbonate. Harnier admet, au contraire, que ces sels n'y passent pas ; mon analyse sur le tartrate de fer et les expériences de MM. Falke et Lewald viennent à l'encontre de cette manière de voir.

Sulfate de quinine. — Suivant MM. Chevallier et Henry, le sulfate de quinine, donné jusqu'à la dose de 1 gramme, n'a pu être reconnu dans le lait; cependant celui-ci présentait une amertume remarquable.

Sous quel état se trouvent dans le lait les médicaments qu'on y a introduits? Pas plus que MM. Chevallier et Henry, le Dr Labourdette n'a pu résoudre la question; mais un fait important a cependant été mis en évidence, c'est que les substances assimilées dans ces conditions sont toujours moins accessibles à l'action des réactifs que celles qu'on aurait en opérant un simple mélange avec le lait. Cela semble prouver que pendant le travail d'élaboration les matériaux organiques du lait entrent en combinaison avec les oxydes métalliques, de façon à les rendre inimpressionnables aux réactifs qui agissent ordinairement sur eux. Il me semble qu'il est permis de dire qu'il se forme alors des associations analogues à celles dans lesquelles le fer, s'unissant aux cyanures pour former des sels doubles, perd la propriété d'être décelé par certains réactifs qui servent ordinairement à le reconnaître.

Les observations de M. le Dr Langhlin sur l'élimination de l'iode associé au caséum apportent une confirmation à cette opinion.

DU LAIT CONSIDÉRÉ COMME MÉDICAMENT.

L'emploi du lait en thérapeutique est aussi ancien que la médecine; l'historique de cette question a dû reste été faite avec beaucoup de développement par M. le Dr Pécholier.

Dans le tableau suivant, je donne les états morbides auxquels le régime lacté s'applique avec plus ou moins d'efficacité, avec le nom des médecins qui le conseillent :

MALADIES.	AUTEURS.
Ulcère simple de l'estomac.	Cruveilhier, Rokitanski, Schutzemberger.
Dysentérie chronique, diarrhée chronique liée à l'entérite.	Auphon, Pécholier, Renaud de Loche, etc.
Phthisie.	Goupil, Billiotet, Latour, Fonssagrives.
Hydropisies.	Chrestien, Segond, Belonino, Serres (d'Allais), Fonssagrives, Guenier, Pécholier, Claudot, Ossieur, Dieudonné.
Epilepsie.	Tissot, Cheyne, Chrestien, Delasiauve, Creyden.
Hystérie.	Sydenham, Dechambre.
Herpès.	
Cancer.	Fonssagrives.
Goutte.	Sydenham, Barthez, et Zimmermann.
Cachexie syphilitique.	
Fièvres hectiques.	
Exanthème variolique.	Fritz, Vandenzande.

DU LAIT EN TOXICOLOGIE.

Il est employé d'une façon générale, dans les empoisonnements. Suivant Guérard, c'est le contre-poison par excellence du sulfate de zinc et du chlorhydrate d'étain. M. Gorri assure l'avoir employé avec succès dans un cas d'empoisonnement par la noix vomique.

Maintenant voici les conclusions de M. Rupin sur la valeur du lait comme antidote des solutions métalliques : « Quand le médecin sera appelé à traiter un empoisonnement par le sublimé ou par l'émétique, il devra « rejeter loin de lui toute idée de recourir au lait pour

« diminuer les effets du sel en le décomposant. Dans les « empoisonnements par le cuivre, le zinc, il ne l'em-» ploiera qu'avec précaution et mesure, et seulement « quand les autres moyens lui manquent entièrement. « Le seul cas où le médecin pourra toujours donner le « lait en toute quantité, sans aucune crainte et avec es-« poir fondé d'arrêter l'action du poison, sera celui « d'un empoisonnement aigu par un sel de plomb so-« luble. »

DE LA NON-TRANSMISSION DES MALADIES PAR LE LAIT.

Le lait peut-il transmettre les maladies?

Un grand nombre de médecins illustres se sont déclarés contre la propriété contagieuse du lait des nourrices syphilitiques : Nisbet, Hunter, Burus, Collineau, Cullerier. Voici d'imposantes autorités, dit Dugès dans sa thèse inaugurale; mais contre elles on peut citer Catanée, Tomitanus, Boerhaave, Deidier, Guyon de la Nauche, Astruc, Bertin, Guyon Dolvois, Rosen Doublet, Paré, etc. Cependant on ne peut trouver, dans leurs écrits, une seule observation exacte à l'abri de tout reproche et permettant de contredire avec autorité cette assertion.

Cazenave, dans un travail intitulé : *De la valeur des maladies de la peau dans l'allaitement*, dit que l'érythème, l'herpès, l'eczéma, le pemphigus, l'impétigo, l'ecthyma, la lèpre, le pityriasis, le psoriasis et l'ichthyose, ne sont pas incompatibles avec l'allaitement, à moins qu'elles n'influent sérieusement sur la constitution, comme l'eczéma aigu. Plusieurs autres dermatoses doivent empêcher l'allaitement, à cause de l'altération profonde, de la cachexie, dont elles sont les signes visibles, et non parce que le lait pourrait en importer le germe chez le nourrisson.

Meuville refuse aux mères phthisiques de nourrir, non que le lait contienne un principe capable de transmettre la maladie, mais parce que le lait n'est pas assez abondant et que la constitution de la mère est trop faible.

D'après ce qui précède, l'on peut affirmer « que le lait ne transmet pas par lui-même les maladies. » Du reste Ricord, dans son *Traité pratique des maladies vénériennes*, affirme que « le virus, modifié par l'absorption et lorsqu'il a produit l'empoisonnement général, ne peut transmettre la maladie que par la voie de l'hérédité seulement. »

DU LAIT ARTIFICIEL DE LIEBIG.

Liebig, — l'un des savants les plus illustres de l'Allemagne, mais que la France peut revendiquer puisque c'est dans ses laboratoires, et auprès de son Université, qu'il était venu recevoir les savantes leçons de nos maîtres et y puiser ces idées théoriques qui lui ont permis de doter son pays et la science de travaux immortels, — Liebig a proposé dans ces derniers temps ce qu'il appelait un lait artificiel, et qui, suivant lui, constitue un moyen parfait d'alimentation, capable de remplacer le lait maternel, à l'exclusion des laits de vache, de chèvre et d'anesse.

Présenté au public sous un nom aussi illustre et aussi digne de confiance, l'emploi de cet aliment du jeune âge a pris immédiatement une extension considérable, heureusement plus à l'étranger qu'en France. Pour s'en convaincre, il suffit de lire le prospectus d'une société qui s'est fondée en Angleterre, sous les auspices du marquis de Townshend, et dont le comité comprend ou plutôt comprenait huit des plus éminents médecins des hôpitaux de Londres.

La préparation recommandée est bien loin cependant de mériter un pareil succès : d'abord parce qu'elle est mal conçue qu'elle ne ressemble en rien au lait de femme, auquel l'inventeur, dans un esprit de mercantilisme déplorable, proposait de le substituer.

Une semblable prétention aurait pu être justifiée, si Liebig avait pris pour type du lait normal le lait normal lui-même ; mais — chose étrange de la part d'un savant aussi éminent — il basait sa formule sur les résultats de l'analyse d'un lait de femme malade, et chose plus étrange, il le faisait sciemment, puisque lui-même a signalé, dans son *Traité de chimie organique*, le caractère et l'origine du fluide examiné par Haïdlen.

Mais si le point de comparaison était vicieux, ce produit proposé l'était plus encore, et il souleva immédiatement en France, surtout au sein de l'Académie de médecine, les protestations les plus énergiques de la part des hommes les plus compétents : MM. Guibourt, Depaul, Larret, Boudet, Vulpian, Bouley, Poggiale, etc.

Il ne suffit pas en effet, pour qu'ils soient acceptables et bons, que deux aliments soient semblables quand on les compare au point de vue chimique, et qu'ils contiennent des quantités semblables de matières pouvant remplir le rôle d'aliments plastiques et d'aliments respiratoires ; il faut encore qu'ils possèdent les mêmes degrés de digestibilité et d'assimilabilité.

Or, le produit imaginé par Liebig ne possède aucune de ces qualités ; il ne peut sous aucun rapport être comparé au lait, et sa consommation par les jeunes enfants est suivie souvent des plus déplorables effets.

Il n'est pas indifférent, en effet, de remplacer le carbone respiratoire contenu dans le beurre, par son équivalent de glucose, même de glucose provenant de la réaction de la diastase, contenu dans l'orge germé, sur la farine de froment.

Dans le lait artificiel de Liebig, les matières protéiques du lait sont représentées par le gluten du blé, dont le rôle peut sans doute être analogue à celui de la caséine et à celui de l'albumine, membres comme lui du groupe des protéiques, mais enfin il en diffère en ce qu'étant moins facilement soluble, il ne saurait être aussi facilement digéré. D'ailleurs, pour achever sa préparation, Liebig conseille de porter le mélange à l'ébullition; or l'on sait qu'à cette température le gluten se déshydrate et devient par conséquent plus résistant à l'action du suc gastrique.

Tout cela est d'autant plus étrange que Liebig a posé lui-même, dans ses admirables lettres sur la chimie, les bases scientifiques de la théorie de l'alimentation et de la nutrition. Aussi, si je rappelle ici cette déplorable conception de l'illustre chimiste allemand, c'est moins pour le plaisir de faire une critique, que pour montrer jusqu'où le mercantilisme, qui forme l'une des plaies les plus fâcheuses de l'époque actuelle, peut conduire les esprits les plus éminents.

La préparation de M. Liebig, essayée par M. Depaul, a donné les résultats les plus fâcheux ; et les accidents survenus, ont servi de justification aux opinions suivantes, émises avec tant de force et de raison, par trois hommes dont les noms brillent avec honneur dans les fastes de la pharmacie française :

« En prenant du lait de vache écrèmé et y ajoutant 1/5 de son poids d'eau sucrée, disait Guibourt, on a à sa disposition une chose que tout le monde connaît, et plus apte à remplacer le lait de femme que tout autre composé artificiel. »

A son tour, M. Félix Boudet s'exprimait ainsi :

« Je maintiens qu'à défaut de lait maternel, ou du lait d'une bonne nourrice, le seul aliment rationnel et salubre pour les très-jeunes enfants, le seul qu'il convienne d'employer dans leur alimentation au biberon, c'est le lait de vache, d'ânesse, de chèvre, ou autre analogue, soit pur, soit étendu d'une certaine quantité d'eau sucrée ; et qu'il serait très-imprudent, je pourrais même dire très-funeste, de substituer à cette nourriture naturelle le lait de Liebig. »

Enfin voici ce que disait M. Poggiale :

« Le lait de Liebig diffère extérieurement du lait de femme par ses propriétés physiques : saveur, odeur, teinte, consistance, et par sa composition chimique. Il n'est pas permis, par conséquent, de supposer que, dans l'alimentation des nouveau-nés, il remplira le même rôle physiologique que le lait de femme. Je le repousse donc de toutes mes forces, et si l'allaitement maternel fait défaut, il faut revenir au biberon. Je préfère le lait de vache dont les propriétés et la composition sont à peu près les mêmes que celles du lait de femme. »

Ce sont ces considérations émises, par ces pharmaciens éminents qui m'ont autorisé, je le crois du moins à présenter les formules indiquées dans le chapitre précédent.

DE LA CONSTATATION DE LA PURETÉ DU LAIT

Comme pour l'alimentation des hommes, et spécialement dans le cas qui nous occupe ici, pour l'alimentation des jeunes enfants, l'on est obligé de recourir à l'emploi du lait de vache, que le commerce offre partout à la consommation, je terminerai ce travail par quelques considérations sur les moyens de reconnaître sa pureté.

Tout le monde sait, malheureusement, que le commerce du lait, malgré la surveillance active dont il est l'objet, et malgré les condamnations correctionnelles aussi nombreuses qu'elles sont flétrissantes, est encore tous les jours l'objet de fraudes qui doivent d'autant moins être tolérées que, portant sur une substance alimentaire de première nécessité, elles peuvent avoir les conséquences les plus fâcheuses, surtout lorsque cette substance est offerte aux nouveau-nés.

La fraude est simple et facile; on écrème le lait, ou bien on l'étend d'eau.

Lorsque l'on veut apprécier la qualité du lait, le problème à résoudre est bien simple ; il a été posé en ces termes par MM. J. Lavalle et E. Delarue.

Il faut :

Reconnaître qu'un lait mis en vente est bien tel qu'il a été fourni par la vache; ou bien constater qu'il a été privé d'une partie des matières qui entraient dans sa composition, et dans ce cas apprécier la nature et la quantité des matières qui y ont été introduites.

Les travaux de Quevenne et ceux de mon père ont donné les moyens simples, rapides et exacts d'arriver à ces résultats. Pour faire ces constatations Quevenne se servait de deux instruments : le lactodensimètre et le crémomètre.

La méthode de Quevenne est bonne, mais elle présente un inconvénient : en dehors des conditions spéciales qui peuvent influer sur le mode de séparation et d'agrégation des globules de matières grasses qui entrent dans la constitution de la crème, cette crème demande vingt-quatre heures pour se rassembler à la surface du lait dans le crémomètre. C'est là un inconvénient auquel il était utile de porter remède.

Mon père a vaincu la difficulté en inventant son lacto-butyromètre. Je n'ai pas à faire ici la description de cet instrument qui se trouve entre les mains de tous les chimistes qui se livrent à l'étude du lait.

Je n'ai pas non plus à faire son éloge. Ce droit ne m'appartient pas, mais je dois constater, et je suis heureux de pouvoir le faire ici, que le lacto-butyromètre est employé par tous les experts, et qu'il est d'un usage journalier dans tous les hôpitaux civils de Paris et dans tous les hôpitaux militaires de France, conjointement avec le lacto-densimètre, pour opérer la vérification du lait.

Mon père, dans un Mémoire intitulé : « Du lait considéré dans ses rapports avec la police judiciaire » formulé les conclusions suivantes :

« Pour opérer d'une manière complète la vérification du lait, nous proposons l'emploi simultané :

Du lacto-densimètre,

Du lacto-butyromètre,

Du lactinomètre de Rosenthal. »

Et toutes les fois que nous rencontrerons un lait, dont la densité corrigée sera inférieure à 1030, à la température de 15°, et qui contiendra moins de 30 gr. de beurre et 50 gr. de lactine ; nous affirmerons avec certitude et sans crainte que le lait est falsifié.

Avec le lacto-butyromètre, le dosage du beurre dans le lait se fait avec exactitude dans le court espace de quelques minutes, et il permet, à l'aide d'une formule donnée aussi par mon père, de calculer avec une exactitude approchée bien suffisante, la somme de tous les éléments fixes qui sont contenus dans le liquide examiné.

On sait que la densité d'un liquide aqueux est toujours proportionnelle à la somme des éléments qu'il tient en dissolution et en suspension. Or, dans le lait, les matières dissoutes agissent en sens inverse de la crème tenue en dissolution. Celle-ci, plus légère que l'eau, rend le lait plus léger, tandis que la lactine, les matières protéiques, et les sels le rendent plus lourd.

Mon père a constaté que l'on peut admettre que la densité du lait est affaiblie d'une unité par chaque 10 grammes de beurre contenu dans ce lait. Dans ces conditions, dès que l'on connaît la densité du lait normal, et la proportion de beurre qu'il contient, l'on peut par le calcul arriver de suite à déterminer la densité qu'il aurait s'il était totalement écrémé.

Ainsi, par exemple, un lait pesant au litre 1032 grammes 5, contient 40 gr. 20 de beurre. En faisant le calcul, on a :

Densité du lait normal.	1032.5
Affaiblissement occasionné par le beurre. . . .	4.0
Densité du lait écrémé.	1036.5

En multipliant par 2,33, chiffre trouvé à la suite de nombreuses expériences, la différence existant entre cette nouvelle densité ainsi rectifiée et celle de l'eau pure, on a, avec une très-grande approximation le poids total des matières fixes, moins le beurre, que l'on peut extraire d'un litre de lait en évaporant celui-ci à une chaleur voisine de l'ébullition de l'eau, et en desséchant le résidu à cette température.

Dans l'exemple choisi, la densité du lait écrémé est 1036,5; si l'on multiplie 36,5 (1036,5—1,000,0) par 2,33, l'on obtient pour produit 85 gr. 045, qui est le poids total des matières fixes autres que le beurre. Si à cette valeur on ajoute celle du beurre 40 gr. 20, l'on obtient pour somme totale 125 gr. 245, ce qui est en effet la somme des poids qui font équilibre au résidu laissé par l'évaporation du lait.

Selon M. Bouchardat, lorsqu'on opère sur le lait de femme, l'on obtient un résultat satisfaisant en remplaçant le multiplicateur 2,33 par 2,04. J'ai de mon côté trouvé 2,70.

On peut, à l'aide du calcul, pousser les investigations plus loin, si l'on opère le dosage de la lactine par le procédé de Rosenthal. On peut, en effet, en déduisant la lactine trouvée, du résidu indiqué, calculer la somme des matières protéiques jointes aux matières qui restent après l'incinération ; et comme le poids de ces matières est assez constant, qu'on peut le fixer en moyenne à 7 gr. 28 par litre. Il s'ensuit que l'on peut déterminer encore, avec une approximation suffisante, la proportion des matières protéiques en présence desquelles on se trouve.

Supposons que l'essai lactinométrique ait indiqué

51 gr. 85 de sucre par litre dans le lait dont nous nous préoccupons. Nous n'aurons plus, pour résoudre le problème, qu'à poser les chiffres suivants :

Matières fixes sans beurre..	85.045
Lactine	51.850
Poids des matières protéiques et des sels réunis.	33.195
Sels.	7.280
Poids des matières protéiques seules.	25.915

Cette méthode simple et rapide d'essai du lait, permet de reconnaître rapidement si un échantillon quelconque est acceptable pour la consommation et s'il possède les qualités qui permettent de l'accepter.

CONCLUSIONS.

1. Le lait est le produit de sécrétion des glandes mammaires. Il doit être considéré comme une émulsion d'un corps gras, le beurre, dans une solution de lactose, contenant elle-même quelques autres principes fixes et volatils.

2. C'est un liquide ordinairement blanc ; cette coloration est due à la division extrême de la matière grasse et à la caséine insoluble. Il existe aussi des laits bleus et des laits roses.

3. L'odeur, la saveur, la densité, la consistance et par suite la composition varient avec les diverses espèces d'animaux qui le sécrètent.

4. Le lait à l'état physiologique est un liquide légèrement opalin, tenant en suspension des globules butyreux de $\frac{1}{100}$ à $\frac{1}{500}$ de millimètre de diamètre. Il n'y a pas encore d'expériences exactes qui prouvent que ces globules soient organisés et entourés d'une enveloppe caséeuse ou albumineuse.

5. Le colostrum est principalement caractérisé par la présence d'un grand nombre de globules analogues à ceux que l'on rencontre dans le lait normal, mais de dimensions variables et réunis par une matière muqueuse qui les empêche de se mouvoir indépendamment les uns des autres, ainsi que par des plaques jaunâtres et les corps granuleux de Donné.

6. Le beurre est un corps gras et huileux qui se trouve dans le lait sous forme de globules. Sa couleur est variable. Plusieurs causes peuvent modifier la richesse d'un même lait en cet élément, mais la plus im-

portante est la variation de composition de ce liquide avec le fractionnement de la traite.

7. La lactine établit, suivant M. Berthelot, le passage entre le groupe des glucoses et des saccharoses. La richesse en cet élément n'est pas seulement variable, suivant les diverses espèces de laits, on remarque aussi des différences marquées dans le même lait.

Des variations analogues existent pour les autres éléments contenus dans ce fluide.

8. Les matières protéiques du lait, comme la plupart des autres matières albuminoïdes, sont encore bien peu connues; aussi, tant que de nouvelles expériences ne seront pas venues apporter un jour nouveau sur la question, je crois que l'on peut les considérer comme des modifications d'une même substance, l'albumine ou mieux la protéine, combinée aux divers éléments minéraux.

9. Les principaux éléments salins contenus dans le lait sont : chlorures de potassium et de sodium, phosphates de chaux, magnésie, fer, soude, carbonate de soude, sulfate et silicate de potasse, enfin des traces de fluorures.

10. Dans l'examen des résultats d'une analyse, il faut toujours tenir compte du procédé employé, car les différences sont souvent énormes pour un même lait.

11. Le nouveau-né doit être soumis à l'allaitement pour se développer dans les meilleures conditions. Il doit téter et non boire.

12. L'allaitement maternel est le meilleur; même quand il ne peut être continué longtemps, il y a toujours avantage, non-seulement pour l'enfant, mais

même pour la mère, à subvenir pendant quelques jours aux besoins du nouveau-né.

13. Le choix d'une nourrice doit être fait par un médecin, qui ne doit pas seulement se baser sur ses connaissances physiologiques, mais encore et principalement sur les indications que peut lui fournir l'analyse chimique.

14. Le lait éprouve des modifications suivant son âge. Le beurre diminue, la lactine reste stationnaire, tandis que les matières protéiques augmentent. Ces résultats sont, du reste, d'accord avec les phénomènes de la vie organique.

15. La nourriture a aussi une influence marquée; une alimentation riche en matières protéiques fournit un lait riche lui-même en aliments plastiques, tandis qu'un régime où dominent les féculents donne un lait plus riche en aliments respiratoires. Le régime d'une nourrice doit donc être mixte.

16. La constitution de la nourrice, ses habitudes, le nombre d'enfants produits, son âge, sont autant de causes qui influent sur la composition de son lait. Quant aux rapports existant entre la qualité du lait et la couleur des cheveux, ils ne sont pas encore bien établis et ils me paraissent douteux.

17. Les impressions morales, le repos ou la fatigue, le froid ou le chaud, les rapprochements sexuels eux-mêmes, pour certaines femmes, ont une action marquée sur la sécrétion lactée.

18. L'allaitement pendant la gestation est toujours fâcheuse, aussi bien pour la mère que pour l'enfant. Le lait alors sécrété est moins riche en sucre, et parmi

les principes salins la proportion du phosphate de chaux se trouve abaissée d'une façon sensible.

19. Les influences pathologiques ont été mises en évidence par mon père, par MM. Vernois et Becquerel, et aussi par mes propres recherches.

20. Chaque fois qu'il existe une lésion du côté de l'utérus, il y a diminution de lactine, et cette diminution est elle-même en rapport avec la gravité de la lésion.

21. L'allaitement au biberon est très-bon, quand il est fait avec intelligence ; il faut, dans ce cas, faire éprouver au lait de vache des modifications en rapport avec l'âge de l'enfant.

22. Le lait de chienne préconisé dans ces derniers temps contre le rachitisme est loin d'avoir la valeur qu'on lui attribue; de plus, son usage n'est pas praticable.

23. Les eaux de gruau, riz, orge, gomme, etc., que l'on donne ordinairement aux jeunes enfants, sont plus nuisibles qu'utiles.

24. L'antimoine, l'arsenic, le bismuth, le fer, le mercure, le plomb, le zinc, l'iode et les iodures, le brome et les bromures, etc., passent dans la sécrétion lactée et lui communiquent ainsi des qualités médicamenteuses.

25. Le régime lacté a été employé avec succès dans certaines maladies.

26. Le lait, comme antidote, ne réussit pas dans beaucoup de cas, ainsi que cela résulte des expériences de M. Rupin.

27. Le lait ne transmet pas les maladies.

28. Le lait artificiel de Liebig doit être rejeté comme n'étant nullement identique au lait de femme et comme indigeste.

29. Le lait de vache livré par le commerce à la consommation publique est souvent allongé d'eau ou écrémé.

30. A l'aide du lacto-densimètre et du lacto-butyromètre, l'on peut constater rapidement la valeur d'un lait, et en complétant l'essai pas le dosage de la lactine, l'on peut en quelques instants apprécier sa valeur nutritive.

BIBLIOGRAPHIE.

Je ne consigne ici que les ouvrages qui ont été consultés pour cette thèse.

ADRIAN. Du lait au point de vue de son commerce à Paris, des procédés, etc., Paris, 1860, in-8°.

ADRIAN. Recherches sur le lait au point de vue de sa composition, de son analyse, etc., Th. École Ph. Paris, 1859, in-4o.

ÆTIUS. Liv. IV, chap. 4 ; âge que doit avoir une bonne nourrice.

AUPHAN. De la diète sèche et du lait dans le traitement de la diarrhée chronique. Montpellier médical, t. II, p. 410, 1859.

BAILLEUL. Note sur le lait bleu, in Compt. rend. Acad. sc., t. XVII, p. 1138, 1843.

BARRUEL. Considérations hygiéniques sur le lait vendu à Paris, in-Ann. d'hyg., 1re série, t. 1, p. 404, 1829.

BARTHEZ et ZIMMERMANN. Traité des maladies goutteuses, chap. 5, p. 186.

BÉCHAMP (A). Recherches sur l'isomérie entre les matières albuminoïdes. Comptes-rendus, t. LXXVII, p. 1558.

BÉCLARD. Traité élémentaire de physiologie.

BELONINO. Gazette médicale de Montpellier, août 1846. Archives médi, cales de Marseille, août 1846. Gazette médicale de Paris, 1857. Union médicale, novembre 1859.

BERTIN. Traité des maladies vénériennes chez les enfants nouveau-nés, p. 184, 1810.

BILLIOTET. Dissertation sur la phthisie pulmonaire et sur l'emploi du lait dans cette maladie, Th. Paris, 1806, no 129.

BOUCHARDAT et QUEVENNE. Du lait, premier fascic. : Instruction sur l'analyse du lait. Deuxième fasc. : Du lait de la femme, d'ânesse, etc. Paris, 1857, in-8o.

BOUCHUT. Traité pratique des maladies des nouveau-nés et des enfants à la mamelle, p. 83, 1852.

BOUCHUT. Maladie des enfants, p. 6. Influence de la constitution de la nourrice.

BOUDET (Ernest). Empoisonnement par le lait de vache naturel Journal ph. et ch., X, 425.

BOUDET (Félix). Observ. relatives à l'introduction des médicaments dans le lait par assimilation digestive. J. Ph. et Ch., XXXV p. 457.

BOULEY. De l'introduction des médicaments dans le lait, etc., Rapport sur les corresp. de Labourdette, in Bull. Acad. méd., t. XXIV, p. 746, 1859.

BRACONNOT. Observations sur le lait bleu, in Journ. chim. méd., 2e série, t. II, p. 621, 1836.

BOUCHARD. De l'allaitement maternel étudié au point de vue de la mère, de l'enfant et de la société, Th. Ecole méd., 1873.

BURDACH. Traité de physiologie, t. IV, p. 383.

BURNS. Traité des accouchements, liv. 4, chap. IV, sect. 30.

CASPER. Wochenschrift, 1845, p. 204.

CAZENAVE. De la valeur des maladies de la peau dans l'allaitement. Annales mal. de la peau, 1850.

CHAILLY. Traité d'accouchements, p. 774 ; Influence de la menstruation, p. 997 ; Influence de la constitution de la nourrice.

Dr P. CHALVET. Des moyens pratiques d'obvier à la mortalité des enfants nouveau-nés.

CHAMPOUILLON. Du lait consommé dans la ville de Paris, in Gaz. des Hôp., 1853.

CHEVALLIER. Observations sur la vente du lait. Ann. d'hyg., t. XXXI, p. 453, 1844.

— 2e série, t. III, p. 306, 1853.

— — t. VI, p. 359, 1856.

— Dict. des falsifications.

CHEVALLIER et O. HENRY. Mém. sur le lait, sa composition, ses modifications, ses altérations. Journ. chim. méd., 2e série, t. V, p. 145, 1839.

CHEVREUL. Rapp. sur le mém. de M. Donné, concernant le lait des vaches affectées de la maladie vulgairement appelée la cocotte. Compt. rend. Acad. sc., t. VIII, p. 380, 1839.

CHRESTIEN. De l'utilité du lait administré comme remède et comme aliment dans le traitement de l'hydrosurie ascite. Arch. gén. de méd., 1re série, t. XXVII, 1831.

CLAUDOT. Cas d'anasarque guérie par les trois soupes au lait et à l'oignon cru. Bull. thér., t. XLV, p. 363.

CORENWINDER. Recherches sur la composition chimique du lait de vache avant et après la parturition. Incertitudes des observations optiques. Mém. de la Soc. imp. des sciences, de l'agriculture et des arts de Lille, 2e série, t. II.

COUDEREAU. Thèse sur l'alimentation des enfants, 1869.

CULLERIER. Bulletin de thérapeutique, t. LXII, p. 446, 1852. « Observation sur le traitement indirect de la syphilis. »

DANCEL. De l'influence de l'eau dans la production du lait, in Compt. rend. de l'Acad. des scienc., t. LXI, p. 243, 1865.

DARCET et PETIT. Recherches et expériences sur les qualités chimiques du lait dans leur rapport avec la santé des enfants et le choix des nourrices. Rev. méd., 1839, t. I, p. 211.

DECHAMBRE. Dictionnaire encyclopédique des sciences médicales, 1868. Du régime lacté dans l'hystérie, article Lait, p. 1691.

DEVERGIE. De la valeur de l'examen au microscope du lait dans le choix d'une nourrice. Mém. Acad. méd., Paris, 1843, t. X. p. 206.

DONNÉ. Du lait, et en particulier de celui des nourrices, considér., etc., Paris, 1837, in-8°.

— Communications diverses sur le lait. Compt. rend. Acad. sc. t. V à XVII, 1837-1843.

DONNÉ. Cours de microscopie, p. 394.

DOYÈRE. Etude du lait au point de vue économique et physiologique. Ann. de l'Institut agr., 1852.

DUGÈS. De l'innocuité du lait des nourrices atteintes de syphilis pour les enfants qu'elles nourrissent. Th. de Paris, 1852, n° 65.

DUMAS. Constitution du lait des carnivores. Comp. rend. Acad. sc., t. XXI, p. 707, 1845.

ERDMAN. Sur le lait bleu, Journal ph. et ch., 4e série, p. 358.

ESQUIROL. Maladies mentales, t. I, p. 230. « Aliénation mentale des nouvelles accouchées et des nourrices. »

FONSSAGRIVES. Thérapeutique de la phthisie pulmonaire, 1866, p. 189.

GAULTIER DE CLAUBRY. De la sophistication du lait au moyen de la matière cérébrale, in Ann. d'hyg., 1re série, t. XXVII, p. 287, 1842.

Dr J. GAUNEAU. Education physique et morale des nouveau-nés. Paris, 1867.

GAUSSAIL. Observation d'éclampsie essentielle chez un enfant nouveau-né. Journ. méd., Toulouse, t. II, nouvelle série, p. 33.

GAUTIER (A.). Article Lait dans le Dictionnaire de chimie pure et appliquée de M. Ad. Wurtz.

ID. Mém. sur le lait bleu, inédit., présenté en 1830 à la Société centrale d'agriculture de la Seine-Inférieure et déposé dans ses archives.

GIRARD. Note sur l'influence de certaines altérations du lait comme cause de divers états pathologiques chez les nouveau-nés, in Arch. gén. de méd., 4e série, t. VIII, p. 192, 1845.

GIRARDIN (J.). Note pour servir à l'étude du lait. Sécrétion anormale d'albumine par l'organe mammaire, 129e cahier des trav. de la Soc. centr. d'agriculture de la Seine-Inf.

GORRÉ. Note sur les bons effets du lait dans l'empoisonnement par la noix vomique, in Bull. thérap., LXLIV, p. 266, 1853.

GOUPIL. De l'usage du lait dans la phthisie pulmonaire, th. Paris, an XII, no 107.

GROS. Recherches sur la vésiculation du lait. Compt. rend. Acad. sc., t. XXII, p. 40 et 131.

GUÉRARD. Article Lait, Dictionnaire de méd. en 30 vol., t. XVII, 1836.

GUILLOT. Etude générale des propriétés normales et des altérations pathologiques du lait de femme, th. de Paris, 1867, no 226.

NATALIS GUILLOT. Union médicale, février 1852. Influence de la menstruation sur le nourrisson.

GUINIER. Indications et contre-indications dans les hydropisies. Bull. chir., t. LIII, 337 391, 1857.

HAÏDLEN (Jules). Sur les sels et l'analyse du lait de vache. Rev. sc., 1re série, XIV, 237.

HASSAL. Microscopic anatomy milk, t. I, p. 153.

HOPPE. Sur les gaz du lait, Journal ph. et ch., t. XXXVII, p. 237.

HUNTER. Traité de la syphilis, p. 519.

JOLY. Thèse de Paris, 1851.

JOLY et FILHOL. Rech. sur le lait (mém. couronné), in Mém. des rap. étr., Acad. r. de méd. de Belgique, t. III, p. 1, Bruxelles, 1855, in-4o.

LABOURDETTE. Letre concernant les moyens d'obtenir un lait médicamenteux sans nuire à la santé des animaux, in Compt. rend. Acad. sc., t. XLII, p. 597, 1856.

— Notice sur le lait salé naturellement par assimilation digestive, Paris, sans date (1858), in-4o.

LAMPERRIÈRE. Comp. rend. inst., 1er semestre, p. 173, 1850.

LANGHLIN (Dr). Excrétion d'iode et de brome par les glandes mammaires. Répert. de pharm., 25 septembre 1873, et Gaz. hebd., no 501.

LASSAIGNE. Examen physique et chimique du lait de vache avant et après le part. Ann. de chim., 2e série, t. XLIX, p. 31, 1832.

LATOUR. Sur le traitement de la phthisie pulmonaire, Union médicale, 1856.

LAVALLE et DELARUE. Observations sur les moyens de reconnaître les falsifications du lait. Dijon, imp. Loireau-Feuchot.

LEPAGE. Analyse d'un lait rose, in Journ. chim. méd., 3e série, t. III, p. 76, 1847.

LEVRET. Traité d'accouchements, p. 264.

LIEBIG. Sur la préparation d'un lait artificiel offrant un aliment approprié aux besoins des enfants, in Compt. rend. Acad. sc., t. LXIV, p. 997, 1867 et Discussion à l'Académie de médecine dans Bull., t. XXXII, 1867, p. 803-827, Journal de pharm. et de chir., 3e série, t. VI, p. 112.

MARCHAND. Sur un nouveau procédé propre à déterminer la richesse du lait (rapp. de M. Bussy), in Bull. Acad. méd., t. XIX, p. 1,101, 1853-54.

MARCHAND. Journal de chimie médicale, de pharmacie, de toxicologie, de Chevallier, 1856, p. 564, t. II, 4e série.

MARCHAND (Eug.). Documents relatifs à la castration des vaches et analyse du lait de Beauvonne, in-18. Fécamp, de l'impr. Ch. Hue, 1874.

MARCHAND (Eug.). Lettre à M. Dutrochet sur les causes de la production du lait bleu. (Extr. des trav. de la Soc. centr. d'agric. de la Seine-Inf., t. XIII, p. 153, 1845.)

MARCHAND (Eug.). Recherches sur la production et la constitution chimique du lait sécrété par les vaches normandes pures et par les vaches normandes croisées de Durham, dans les Mémoires de la Société centrale d'agriculture de France, année 1858.

STANISLAS MARTIN. Question légale sur le lait, un mot sur quelques falsifications, in Bull. thérap., t. LIV, p. 542, 1858.

MATHIEU. Note sur le lait bleu, Journ. chim. méd., 4e série, t. IX, p. 627, 1863.

MAURICEAU. Traité des maladies des femmes, t. I, p. 527.

MEUVILLE. Hist. phil. et méd. de la femme, t. I, p. 388.

MIGNOT. Recherches sur les phénomènes normaux et morbides de la circulation de la caloricité et de la respiration chez les nouveau-nés. Thèses de Paris, 1851.

MILLON et COMMAILLE. Nouvelle substance albuminoïde contenue dans le lait. Compt. rend. Acad. sc., t. IX, p. 301-396, 1864.

MILNE EDWARDS. Leçons sur l'anatomie comparée et la physiologie de l'homme et des animaux, t. IX, 1re partie, leçon 78e (Mamelles).

NISBET. Essai théorique et pratique des maladies vénériennes, p. 338.

OSSIEUR et DIEUDONNÉ. Sur le traitement de l'anasarque par la diète lactée et l'oignon. Bull. chir., t. XLV, p. 514. 1853.

PARMENTIER et DEYEUX. Précis d'expériences et d'observations sur les différentes espèces de lait considérées dans leurs rapports avec la chimie, la médecine et l'économie rurale, 1 vol. in-8°, paru an VII.

PAYEN. Note sur le galactomètre, in Journ. chim. méd., 1re série, t. IX, p. 528, 1833.

PECHOLIER. Indications de la diète lactée dans le traitement de diverses maladies. Gaz. méd. Montpellier, 1846, Montpellier médical, t. XVI, 1866.

PELIGOT. Ann. chim., t. LXII, p. 432, 1836, Mém. sur la composition chimique du lait d'anesse.

PIOGEY. Laits médicamenteux, in Un. méd., 2e série, t. X, p. 110, 1861.

POGGIALE. Dosage du sucre de lait par la méthode des volumes, in Compt. rend. de l'Acad. des sc., t. XXVII, p. 505-584, 1849, et Discussion avec Vernois et Becquerel, t. XXXVI, 1853.

QUEVENNE. Falsifications du lait. Ann. d'hyg., 1re série, t. XXVIII, p. 241, 1842.

QUEVENNE. Mémoire sur le lait, Ann. d'hyg., 1re série, t. XXVI, p. 5-237, 1841.

RACIBORSKY. Influence de la menstruation sur le lait des nourrices et la santé des nourrissons, in Bull. de l'Acad. de méd, t. VIII, p. 960, 1842-1843.

REICHARDT. Sur le lait bleu. Rép. ph., XVII, 306.

REIZET (Jules). Expérience sur la composition du lait dans certaines phases de la traite, et sur les avantages de la traite fractionnée pour la fabrication du beurre. Ann. de chim., par Millon et Reizet, 1848, p. 507.

REFEIL. Thèse de conc., Paris, 1856, in-4o.

RICHELOT. Mém. sur l'emploi thérap. des laits médicamenteux du Dr Bouyer, in Union méd., 2e série, t. XXVI, 1865.

RICORD. Traité pratique des maladies vénériennes, p. 166, 1838.

ROBINET. De l'allaitement, thèse 1854, no 76.

ROMBEAU et ROSELEUR. Moyen de reconnaître la présence du fer dans le lait, de la valeur relative, etc., in Bull. thérap., t. L, p. 355, 1856.

ROSEN. Traité des maladies des enfants, p. 8.

ROUELLE. Analyse du lait de vache par la combustion, in Journ. méd., t. XXXIX, p. 254, 1773.

ROYER-COLLARD. Du lait et de l'allaitement. Gaz. méd., 1849, p. 457.

RUPIN. De l'action du lait comme contre-poison sur quelques dissolutions métalliques, th. de Paris, 1854, nº 119.

SERRES (d'Alais). Sur le traitement de l'anasarque par la diète lactée et l'oignon. Bull. thér., t. XLV, p. 30-123, 1853.

SIMON. Die frauenmilch nach ihrem chemixhen und physiologischen verhalten dargestellt ; Berlin, 1838.

SWEDIAUR. Traité des maladies vénériennes, t. II, chap. 5, p. 120.

TRIPIER. Recherches sur la production artificielle du rachitisme. Arch. de phys., t. I, 2e série, janvier 1874, p. 108.

TURPIN. Analyse microscopique sur des globules du lait à l'état pathologique, in Compt. rend. de l'Acad. des sc., t. VI, p. 25 et rectification, p. 309, 1838.

— Recherches microscopiques sur les divers laits obtenus de vaches affectées de la maladie, etc. (cocotte), Id. t. VIII, p. 380, 1839.

TURPIN. Recherches microscopiques sur l'organisation et la vitabilité des globules du lait, sur leur germination, Compt. rend. de l'Acad. des sc., t. V, p. 822, 1837.

VANDENZANDE. Bull. th., t. XXXIV, p. 233, 1850. Emploi du lait à l'intérieur et à l'extérieur dans la variole.

VAN SWIETEN. Comment. sur Boerhaave, t. IV, p. 594.

VERNOIS et BECQUEREL. Du lait chez la femme dans l'état de santé et dans l'état de maladie. Mém. univ., etc., Ann. d'hyg., 1re série, t. XLIX, p. 257, t. L., p. 43, 1857.

— Discussion avec Poggiale, Compt. rend. de l'Acad. des sc., t. XXXVI, 1853.

VIGER. Lettre sur une couleur rose éclatante que prenait au bout de quelque temps le lait d'une accouchée, in Journ. de méd., t. XXII, p. 222, 1770.

VIGUIER. Examen chimique du lait d'une femme atteinte de galactorrhée, J. de ph. et chi., t. XXXII, p. 196.

WARDROP. The Lancet, nº 516.

Paris. A. PARENT, imprimeur de la Faculté de Médecine, rue Mr-le-Prince, 31.

148

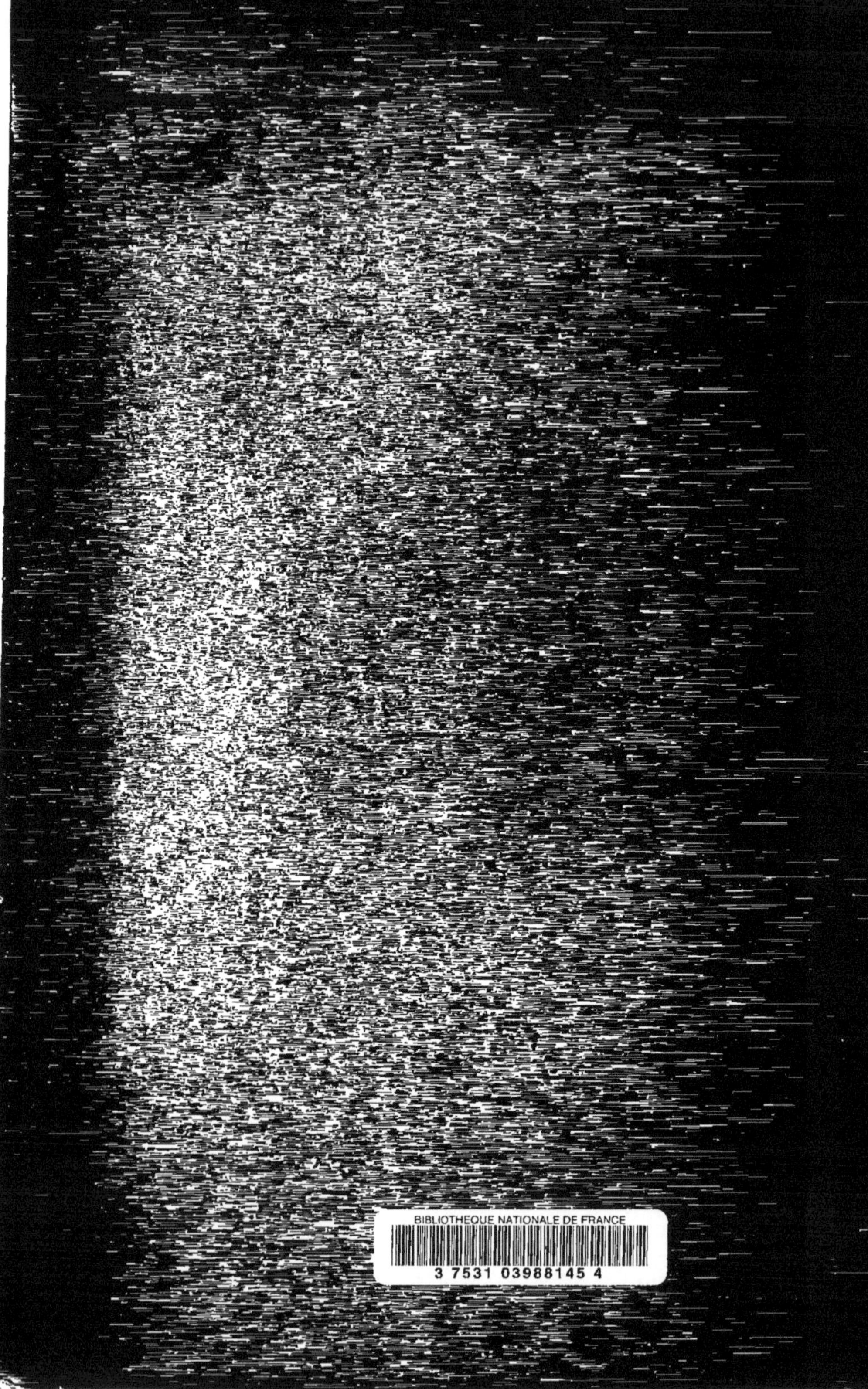

www.ingramcontent.com/pod-product-compliance
Ingram Content Group UK Ltd.
Pitfield, Milton Keynes, MK11 3LW, UK
UKHW021106200726
13857UKWH00003B/1107